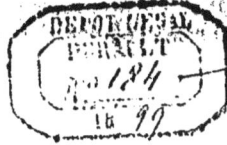

D' CHARLES CAUVIN

PREMIER ASSISTANT DE CLINIQUE OPHTALMOLOGIQUE

INSPECTEUR ADJOINT

DE L'HYGIÈNE OCULAIRE DES ÉCOLES

A L'UNIVERSITÉ DE MONTPELLIER

DES OPÉRATIONS

DU

GLAUCOME CHRONIQUE SIMPLE

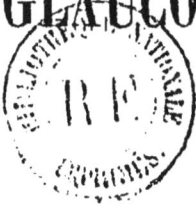

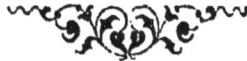

MONTPELLIER. — 1899.

IMPR. ET LITH. DELORD-BOEHM ET MARTIAL

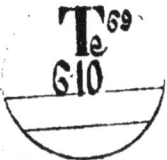

DES OPÉRATIONS

DU

GLAUCOME CHRONIQUE SIMPLE

PAR

Le Docteur Charles CAUVIN

PREMIER ASSISTANT DE CLINIQUE OPHTALMOLOGIQUE
INSPECTEUR ADJOINT DE L'HYGIÈNE OCULAIRE DES ÉCOLES
A L'UNIVERSITÉ DE MONTPELLIER

MONTPELLIER
IMPRIMERIE CHARLES BOEHM
DELORD-BOEHM ET MARTIAL, Successeurs
ÉDITEURS DU NOUVEAU MONTPELLIER MÉDICAL
—
1899

A LA MÉMOIRE DE MON GRAND-PÈRE

A MON PÈRE ET A MA MÈRE

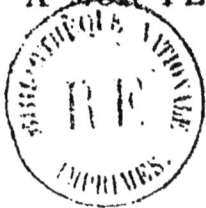

*Aussi vive que soit ma reconnaissance,
elle ne sera jamais assez digne de vous.*

A MES SŒURS

*Jamais je ne pourrai vous exprim.r toute
l'affection que je vous témoigne.*

Ch. Cauvin

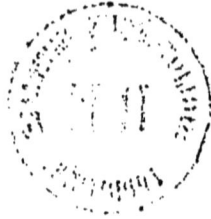

A MON MAITRE

Monsieur le Professeur TRUC

*Merci de la bienveillance que vous m'avez sans
cesse témoignée et de votre brillant enseignement.*

CH. CAUVIN.

AVANT-PROPOS

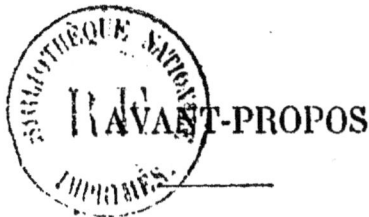

Avant d'aborder ce sujet, nous tenons à remercier tout particulièrement notre Maître, M. le professeur Truc, des conseils qu'il n'a cessé de nous prodiguer durant les quatre années que nous avons passées auprès de lui comme assistant.

Que tous nos Maîtres reçoivent aussi l'expression de notre reconnaissance.

DES OPÉRATIONS

DU

GLAUCOME CHRONIQUE SIMPLE

INTRODUCTION

Le glaucome chronique simple est non seulement une des affections oculaires que l'on rencontre le plus fréquemment dans la région de Montpellier, mais aussi une des plus graves, puisqu'elle entraîne la cécité chez un grand nombre de malades. Quant à son traitement, il est encore très discuté. A ce triple point de vue, cette question nous a vivement intéressé.

C'est la forme du glaucome la plus commune, celle qu'on rencontre presque journellement dans les cliniques et que les débutants confondent souvent avec la cataracte. Elle comprend d'ailleurs un certain nombre d'atrophies optiques d'origines diverses, avec excavation papillaire, et qui n'ont aucun rapport direct avec le glaucome.

L'affection débute sournoisement et se développe progressivement. Il peut survenir une poussée aiguë ou subaiguë, mais, d'ordinaire, la marche reste absolument régulière.

Les deux yeux sont simultanément ou successivement atteints, mais ils se trouvent le plus souvent frappés inégalement et à intervalle d'un ou deux ans.

L'œil affecté de glaucome chronique simple conserve tout d'abord un aspect normal, puis la vision diminue, l'accommodation s'affaiblit, la sensibilité cornéenne devient obtuse, la pupille se dilate et paraît plus ou moins glauque, les vaisseaux ciliaires antérieurs se gonflent, la tension oculaire augmente, le champ visuel se rétrécit en dedans et en bas ; enfin les milieux se troublent et la papille s'excave.

La plupart des malades accusent simplement un peu de diminution de l'accommodation et de la vision ; ils croient souvent à un commencement de cataracte, mais une observation attentive à l'éclairage direct évite cette méprise.

L'examen ophtalmoscopique a, en l'espèce, une valeur exceptionnelle. On constate que la papille est déprimée en bloc et que les vaisseaux rétiniens font un coude à son pourtour ; cette excavation est pathognomonique.

Les vaisseaux ont une circulation gênée, les veines sont gonflées sur le bord de la papille, les artères amincies, les capillaires tortueux.

Spontanément, ou à la moindre pression digitale, il existe des pulsations artérielles et une exagération des pulsations veineuses de la papille. Dans les cas typiques, les troubles vasculaires, la pâleur et la dépression de la papille constituent une trilogie symptomatique tellement caractéristique que, s'il y a quelque discordance entre ces éléments, il faut se tenir en garde contre la possibilité d'une erreur de diagnostic.

Le champ visuel est aussi très significatif, car il se rétrécit généralement en dedans et en bas du côté nasal, et plus rapidement pour le blanc que pour les couleurs ; cette particularité permettra parfois de faire le diagnostic avec l'atrophie optique, dans laquelle le rétrécissement est plus régulier et aussi marquée pour les couleurs que pour le blanc.

A moins de poussée aiguë ou subaiguë, chose rare, le glaucome chronique simple aboutit lentement et progressivement à la cécité complète.

Les traitements indiqués pour lutter contre cette affection sont très nombreux. Nous étudierons longuement les procédés opératoires.

Quant au traitement médical, il nous paraît utile d'en dire quelques mots ici.

Il convient d'ailleurs à tous les glaucomes et comprend l'application des myotiques, ésérine et pilocarpine. L'ésérine surtout est indiquée dans les cas de glaucome aigu, subaigu, ou irritatif, et la pilocarpine dans le glaucome chronique ; mais elles deviennent superflues lorsque l'atrophie irienne est trop avancée.

Les myotiques sont encore utiles dans la période prodromique, avant et après les opérations, puis pour prévenir le glaucome du second œil après intervention sur le premier. Les mydriatiques seraient, en outre, d'un effet désastreux dans le glaucome.

Il est bon enfin de modifier l'état cardiaque, vasculaire ou nerveux des malades, de leur donner du sommeil, de régler leurs fonctions intestinales.

Le traitement médical est souvent efficace et parfois suffisant pour produire une guérison relative et provisoire, mais il est prudent d'en venir de bonne heure au traitement chirurgical.

Les traitements opératoires sont plus nombreux et plus complexes. Cependant, au milieu de ce fouillis, il est possible de faire un choix. Nous avons vu opérer un grand nombre de glaucomes chroniques simples ; presque toujours, M. le professeur Truc a employé l'iridectomie. Sa longue expérience personnelle, appuyée sur les cas nombreux observés, soit à la Clinique, soit dans sa clientèle personnelle, lui a permis d'affirmer les résultats excellents que peut donner cette opération et sa supériorité sur les autres traitements opératoires. Ayant pu, nous-même, constater cette influence heureuse, nous partageons la conviction de notre maître.

Nous possédons, en effet, une vingtaine d'observations de malades opérés par M. le professeur Truc, et dans lesquels presque toujours l'acuité visuelle et le champ visuel ont été, très heureusement et d'une façon durable, influencés par l'iridectomie. Pressé par le temps, nous n'avons pu reproduire ces faits avec les détails et les graphiques qu'ils comportent, mais nous y reviendrons prochainement.

Notre étude comprend l'exposé de tous les procédés opératoires appliqués contre le glaucome chronique simple ; le manuel opératoire est, en outre, pour chacun d'eux, très soigneusement indiqué. Nous avons essayé de les grouper, de les ordonner, et, au point de vue clinique, de les apprécier.

L'iridectomie étant pour nous l'intervention de choix, nous l'étudierons en dernier lieu, avec ses variantes opératoires.

CHAPITRE PREMIER

Sclérotomies (antérieures et postérieures). — Massage oculaire. — Débridement de l'angle iridien. — Ponction scléro-cyclo-irienne.

I. — SCLÉROTOMIES.

La sclérotomie est une opération relativement récente. Elle a été conseillée par De Wecker, en France; Quaglino, en Italie; Mauthner, en Autriche; Bader, en Angleterre. Mais c'est surtout De Wecker qui l'a vulgarisée. Il l'a faite sienne par les indications qu'il en a posé, le manuel opératoire qu'il a tracé et ses nombreuses publications.

En 1867, il disait que, s'il était possible de faire près du bord cornéen une large plaie sclérolicale, sans qu'il en résultât un enclavement de l'iris, il abandonnerait tout à fait l'excision d'une partie de cette membrane.

Dès 1871, il opérait par sclérotomie marginale 7 cas de glaucome, en ayant soin de ménager un pont intermédiaire pour prévenir la hernie de l'iris. La sclérotomie antérieure était créée.

Pour lui, la brèche irienne ne serait rien, la plaie sclérolicale serait tout, et l'hypertonie consécutive à l'iridectomie serait uniquement le fait de l'incision sclérale. Quant à la persistance de cette hypertonie, il l'explique par sa théorie de la cicatrice à filtration, cicatrice se formant au niveau de la plaie, jouant le rôle de soupape de sûreté et déversant sans cesse le trop-plein de l'œil dès que la tension aurait de la tendance à s'élever.

Nous étudierons successivement :

1° *La sclérotomie antérieure* portant sur le segment antérieur du globe, au niveau du secteur scléro-cornéen.

2° *La sclérotomie postérieure* agissant en arrière de la région scléro-cornéene.

Pour chacune d'elles, nous passerons en revue les différents procédés et les différentes modifications préconisés par les auteurs.

A. — SCLÉROTOMIE ANTÉRIEURE

Procédé de Quaglino[1]. — Avec un large couteau lancéolaire [2], on pénètre obliquement à 2 millim. en arrière du limbe cornéen, à travers la sclérotique, dans la chambre antérieure. On fait pénétrer un tiers de la longueur de la lance. Dès que la pointe du couteau apparaît en avant de l'iris, on la relève en abaissant le manche, puis on la retire, en exerçant avec le plat de la lance une faible pression sur la face antérieure de l'iris, cela dans le but d'empêcher le prolapsus de l'iris.

Procédé de De Wecker[3]. — En voici la description exacte empruntée à l'auteur :

« Après avoir instillé préalablement et à plusieurs reprises de l'ésérine (parfois déjà la veille de l'opération), je place l'écar-

[1] Quaglino; Annali de ottalmologia, 1871.
[2] Instrument dont l'extrémité est à double tranchant et dont la longueur varie de 2 à 4 centimètres.
[3] De Wecker; Klin. Monatsbl., pag. 307.
    Annali de ottalmologia, 1881, pag. 392.

teur et je fixe l'œil solidement en dedans, un peu au-dessous du diamètre horizontal de la cornée, en ayant soin que la conjonctive ne se plisse pas.

» Avant de faire la ponction, je mesure bien exactement avec la largeur du sclérotome le petit lambeau que doit comprendre la section interne. Ainsi, le couteau de 2 millim. de largeur est tenu exactement, quant à son bord supérieur, à 1 millim. au-dessous de l'extrémité du diamètre vertical de la cornée (celui de 3 millim. à 2 millim., celui de 4 millim. à 3 millim. de ce point).

» Je pénètre alors à 1 millimètre en dehors du bord externe de la cornée pour traverser lentement la chambre antérieure, en m tenant très exactement dans une direction parallèle, sur le plan de l'iris. Lorsque la pointe s'engage du côté opposé sous le bord de la cornée, je pousse hardiment l'instrument jusqu'à ce que la lance soit ressortie en entier.

»Si on a eu le soin de conduire parallèlement à l'iris le scléro-tome, on a la certitude d'obtenir une section voisine du bord interne de la cornée, absolument identique à la section située près du bord externe. Comme le sclérotome a la lame plus mince que le support à bords mousses, ce dernier retient forcément l'humeur aqueuse, et un cheminement exact à travers la chambre antérieure est rendu facile, à la condition toutefois que la partie mousse du sclérotome ne soit pas trop épaisse, ce qui augmenterait sensiblement le frottement à son passage.

» Le sclérotome ayant traversé l'œil, un instant de répit peut être donné à soi-même ainsi qu'au malade ; puis on retire l'instrument en ayant soin de n'en pas changer l'axe, sinon qu'on relève peu à peu légèrement le manche en haut (la section étant faite près du bord inférieur de la cornée) afin de diriger la pointe du sclé-rotome vers la membrane de Descemet et l'angle iridien, au fur et à mesure que l'humeur aqueuse s'écoule.

» On instille immédiatement quelques gouttes d'éserine et l'on applique le bandeau, après s'être assuré que la pupille est bien régulièrement contractée et que le sang a cessé de couler des parties externes. Je ne fais aucune tentative pour débarrasser la chambre antérieure du sang qui s'y épanche parfois abondamment.

» Comme il n'y a, vu la pénétration oblique du sclérotome, le peu d'étendue des sections extérieures, et grâce aussi à la puissante action de l'ésérine, *aucune crainte* à concevoir relativement à un prolapsus ou à un enclavement de l'iris, je préfère exécuter la sclérotomie en bas. A part qu'il est beaucoup plus facile de faire l'opération, on évite, en outre, de tirer l'œil souvent fortement en bas pour le fixer et d'accroître ainsi la tension intra-oculaire.

» L'œil se portant, chez la plupart des malades énergiquement en haut, on peut avec bien plus de sûreté conduire la pointe du sclérotome à travers la chambre antérieure, ce qui nécessite beaucoup plus de soin dans les cas où l'iris se trouve poussé fortement contre la cornée ».

Dans ce procédé, on laisse donc, entre la ponction et la contreponction, un pont intermédiaire, le tiers environ de la section, que l'on n'incise pas. On peut réduire ce tiers à un ou deux millimètres. On a même sectionné complètement la sclérotique et respecté seulement la conjonctive.

L'auteur insiste particulièrement sur la façon de retirer le couteau, «qui mérite toute notre attention, dit-il: on abaisse, à mesure que le couteau sort de la chambre antérieure, le manche de l'instrument de façon à inciser avec la pointe les arcades de la rigole de Fontana et à ne laisser, du pont qui mesure le tiers de la section, que le feuillet externe de la sclérotique ».

Il insiste donc sur la nécessité d'inciser avec la pointe les arcades de la rigole de Fontana, bien qu'à cette époque, son intention ne fût pas de rétablir la communication de la chambre antérieure avec le système lacunaire du limbe, c'est-à-dire d'ouvrir le tissu de filtration oblitéré, mais plutôt de remédier à l'obstruction de l'angle iridien en créant un tissu lâche permettant au liquide oculaire sécrété en excès de passer en dehors.

Cependant, tout en affirmant, que le bénéfice de son opération résulte de la formation d'une cicatrice filtrante s'ouvrant dans le tissu cellulaire sous-conjonctival, il trouve utile de laisser libre l'angle iridien. «Ce qui enlève sensiblement à la section que donne l'iridectomie son pouvoir curatif et fait que la sclérotomie bien exécutée (sans adhérence irienne) l'emporte, dans certains cas, comme moyen de détente de l'œil, c'est que, dans un très grand nombre d'opérations, on laisse un moignon de l'iris, qui, s'attache, adhère à la plaie et bouche la rigole de Fontana et ailleurs. Sans qu'il soit question d'un enclavement, à proprement parler, ce qu'il faut éviter, avec un soin tout particulier, c'est l'établissement d'une adhérence de l'iris avec l'encoignure de la chambre antérieure [1].»

De Wecker se servait, au début, d'un sclérotome spécial auquel il a aujourd'hui presque renoncé, pour ne plus employer qu'un étroit couteau de De Graefe.

Le procédé de Quaglino et celui de De Wecker sont les plus couramment employés.

On peut faire la sclérotomie en un point quelconque de la région scléro-cornéenne, en haut, en bas, en dedans et en dehors. On l'a pratiquée au niveau de l'équateur de l'œil, mais on la préfère en haut.

La section de De Wecker nous parait préférable à celle de Quaglino. On peut, en effet, obtenir une incision plus ou moins grande, laisser un pont variable et enfin sectionner la partie interne du pont scléro-cornéen respecté.

Procédé d'Abadie. — Nous empruntons ce procédé aux Leçons de clinique ophtalmologique de l'auteur.

[1] De Wecker et Landolt ; Traité d'ophtalmologie, 1886, tom. II, pag. 708.

«L'écarteur, étant mis en place et le globe oculaire fixé avec ma double pince, je pratique avec le couteau de De Graefe une ponction de la chambre antérieure, comme si je voulais pratiquer une iridectomie ordinaire. J'ai soin pourtant que la section ait environ 1 millimètre de plus de largeur que dans cette dernière opération. Il faut, en outre, avoir la précaution de bien faire la ponction et la contre-ponction, *aussi périphérique-ment que possible*, tout en restant, bien entendu, au devant de l'iris. Puis, par des *mouvements très lents de va-et-vient, je sec-tionne très doucement le limbe scléro-cornéen* Quand l'incision est sur le point d'être terminée, je ralentis encore le mouvement de scie imprimé au couteau, de façon à ménager, au milieu de l'incision, un petit pont de tissu sclérotical *aussi étroit et aussi mince que possible.*

» Si la section a été effectuée très lentement et si l'écoule-ment de l'humeur aqueuse a eu lieu progressivement, il suffit de ménager la conjonctive et le tissu épiscléral pour empêcher l'iris d'être projeté au dehors. Peut-être même qu'à l'avenir je m'arrêterai définitivement à cette manière de faire, c'est-à-dire que je respecterai uniquement la conjonctive et le tissu cellu-laire sous-conjonctival. Si la pupille prend une forme ovalaire et que l'iris semble être attiré dans le canal de la plaie, il suffit de frotter avec la curette la surface de la cornée pour le voir revenir en place. Bien entendu, l'ésérine doit toujours être ins-tillée avant et après l'opération. J'attache une certaine impor-tance à la lenteur de la section, qui doit être faite par des mouvements successifs de va-et-vient. Il faut éviter de couper le tissu sclérotical rapidement, d'un seul trait, comme lorsque l'on taille un lambeau cornéen dans l'opération de la cataracte.

» Ce qu'il faut craindre, en effet, dans la sclérotomie, c'est une coaptation trop facile et trop rapide des lèvres de la plaie, et pour cela il vaut mieux que ses bords soient moins lisses, moins nets et pour ainsi dire contusionnés par l'instrument tranchant. Aussi le couteau de De Graefe, dont le dos de la lame a une certaine épaisseur, est-il préférable aux couteaux lancéolaires, quelle que soit leur forme. Avec ces derniers instruments, dont la lame très mince ne fait, en somme, qu'une fente très étroite, la réunion est trop immédiate et la modification de structure apportée dans le tissu où est pratiquée la section est insignifiante. »

Procédé de Martin (de Bordeaux)[1]. — Il emploie le couteau lancéolaire et il fait, au niveau de l'union de la cornée et de la sclérotique, une incision très petite pour éviter l'issue rapide de l'humeur aqueuse et le prolapsus de l'iris. Si, malgré le peu d'étendue de l'incision, cette membrane vient faire hernie, il la réduit, et, quand tout est rentré dans l'ordre, il agrandit l'incision à l'aide des ciseaux.

Ce procédé ne diffère guère de celui de Quaglino et ne diminue pas les chances de hernie de l'iris, si fréquentes dans la sclérotomie.

Procédé de Dehenne[2]. — « Après avoir instillé, dit cet auteur, quelques gouttes d'ésérine, l'écarteur étant placé et l'œil solidement fixe, à l'aide d'un couteau de De Graefe, je fais une ponction dans la sclérotique à 1 millim. et demi du bord de la cornée ; je pousse tout doucement mon couteau dans la chambre antérieure en me maintenant bien au devant de l'iris, et je fais ma contre-ponction en un point diamétralement opposé à celui d'entrée. Le couteau de De Graefe, ainsi placé dans l'œil, forme la corde d'un arc dont la flèche serait $2^{mm},1/2$. Par de petits mouvements de scie, on donne aux ouvertures d'entrée ou de sortie une hauteur de 2 millim.; on retire alors tout dou-

[1] Martin ; Annales d'oculistique, novembre 1879.
[2] Dehenne ; Société de Médecine pratique, 1882.

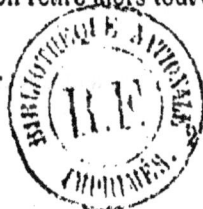

G.

cement le couteau, sans faire de mouvements brusques, de façon à ne pas entraîner l'iris entre les lèvres de la plaie scléroticale».

Cette sclérotomie diffère du procédé de De Wecker, en ce que au moment de la sortie on ne porte pas la pointe de l'instrument vers l'angle iridien pour inciser le canal de Schlemm; et du procédé d'Abadie par l'étendue beaucoup moins considérable des orifices d'entrée et de sortie. Abadie ne laisse, en effet, qu'un pont sclérotical aussi étroit que possible. Dehenne, au contraire, donne plus d'étendue à ce pont, afin d'éviter plus facilement les hernies iriennes.

Sclérotomie cruciale de Galezowski [1]. — Galezowski, prenant en considération les travaux de Leber, d'après lesquels « les vaisseaux de l'œil ont, dans la partie antérieure du globe oculaire, une espèce de sinus, c'est-à-dire les canaux de Schlemm et de Fontana, dont les ouvertures se trouvent béantes dans l'angle de la chambre antérieure, formée par la cornée et l'attache de l'iris», et acceptant les expériences de Weber et de Knies qui, chez les glaucomateux, ont constaté l'oblitération constante de ces voies de filtration, conclut que non seulement la sclérotomie de De Wecker ne remplit pas le but, mais, «au lieu de rétablir la circulation compromise par le glaucome, peut la rendre plus difficile par le tissu cicatriciel qui va se former dans toute l'étendue de la plaie, correspondant à la région de Fontana ».

Aussi conseille-t-il de ponctionner la sclérotique sur le plus grand nombre de points possible :

«Avec un couteau de Graefe, dit-il, je ponctionne dans la sclérotique à 3 ou 4 millim. du bord de la cornée dans le diamètre horizontal, le tranchant tourné en avant. Je pousse le couteau dans la sclérotique, vers la chambre antérieure, et j'incise la sclérotique d'arrière en avant, un demi-centim. sur la sclérotique et autant sur la cornée.

[1] Galezowski ; Recueil d'ophtalmologie, pag. 391, 1880.

» Séance tenante, je fais les mêmes incisions au bord inférieur, puis au bord externe, ensuite au bord supérieur de la
cornée. La dernière incision peut présenter quelques difficultés
d'exécution en raison de la disposition de la chambre antérieure
et du peu de résistance que présente à ce moment le globe oculaire. Lorsque l'œil est très enfoncé et le bord sourcilier très
saillant, on est obligé de se servir de mon couteau coudé pour
l'exécution de ce dernier temps de l'opération ».

Cette opération, ainsi que le dit l'auteur lui-même, prédispose aux hémorragies rétiniennes, dues à la détente trop brusque.
Dans les trois observations qu'il cite, dont 2 cas de glaucome
simple et 1 cas de glaucome aigu, il y a eu des hémorragies
rétiniennes consécutives.

D'ailleurs, quelques années plus tard[1], Galezowski reconnut
que, dans le glaucome chronique simple, la sclérotomie cruciale
ne donnait pas tous les résultats qu'il en attendait: «tôt ou tard,
dit-il, après 2 ans, après 3 ans, j'ai vu revenir les symptômes
de l'affection ».

Hock (de Vienne)[2] a proposé aussi un procédé se rapprochant
de la sclérotomie cruciale de Galezowski. Avec un couteau à
arrêt, il faisait sur le cercle scléro-cornéen deux incisions
opposées.

Watson[3] a conseillé *la sclérotomie sous-conjonctivale*. Il coupe
le limbe sur une certaine longueur sans fendre la conjonctive
sous-jacente.

En 1881, au Congrès de Londres, *Bader*[4], dans une communication qu'il fit, émit les deux propositions suivantes:

[1] Galezowski ; Société française d'ophtalmologie, mai 1888.
[2] Hock ; Archiv. für Augen. und Ohrenheilk, pag., 408.
    War Presse, II. 6.
[3] Watson ; The Lancet, 6 mai 1876, tom. I, pag. 673.
[4] Bader ; Congrès de Londres, 1881.

1° Les variétés de glaucome traitées par l'iridectomie peuvent l'être avec plus de succès par la sclérotomie.

2° Il faut tâcher d'obtenir un staphylôme de la conjonctive avec ou sans prolapsus de l'iris.

Voici quel est son procédé :

Il consiste en une section semblable à celle de De Graëfe dans l'extraction de la cataracte (1re manière), c'est-à-dire qu'elle reste tout entière dans la sclérotique. Le couteau de De Graefe coupe entièrement cette membrane : il ne reste pas de pont sclérotical, mais l'instrument s'arrête devant la conjonctive, que la lame décolle par quelques mouvements de va et vient. Ce décollement de la conjonctive, d'ailleurs spontané parfois, s'opère d'autant plus facilement que l'humeur aqueuse la soulève en forme de poche. L'iris suit la même voie que le liquide de la chambre antérieure ; il fait hernie dans le staphylôme, et l'on se croirait en présence d'un œil iridectomisé par le haut. Le staphylôme ainsi formé reste en communication avec la chambre antérieure: «C'est précisément l'élasticité de la protrusion qui protège la rétine contre les effets d'une tension au-dessus de la normale.»

Ce prolapsus irien a la prétention d'établir une large communication entre le staphylôme et la chambre antérieure, d'où son innocuité d'après Bader.

La plaie restant plus ou moins béante ne comprimerait pas l'iris qui y est engagé, et n'entraînerait pas les conséquences ordinaires du tiraillement de cette membrane.

Quand De Wecker préconisa la sclérotomie antérieure, il avait en vue d'éviter la mutilation de l'iris et d'en empêcher ses prétendus inconvénients.

En outre, en supplantant l'iridectomie, il a essayé de mieux expliquer l'action curative de la sclérotomie. Pour lui, le glaucome n'est pas autre chose « que la rupture d'équilibre entre la sécrétion et l'excrétion. » Cette rupture étant due le « plus fréquemment » à l'obstruction des voies éliminatrices des liquides de l'œil, c'est le dégagement de ces voies que doit viser le traitement. Il faut donc essayer d'établir une filtration des liquides intra-oculaires. C'est alors qu'il admit l'idée d'une cicatrice filtrante.

Voici ce que nous lisons à ce sujet dans son Traité de thérapeutique oculaire :

« Ce qui me parait pour le moment démontré, dit-il, c'est que le glaucome résulte d'une entrave apportée à la filtration. L'opération du glaucome doit, pour qu'elle soit efficace, être exécutée dans la grande zone de filtration, la voie de Leber (pourtour de la cornée et voisinage du nerf optique). Cette opération rétablit la filtration et assure l'équilibre entre la sécrétion et l'excrétion de l'œil. La section pour être utile doit tomber dans le tissu spongieux et trabéculaire qui continue en quelque sorte le vaste espace lymphatique, constituant la chambre antérieure jusqu'au voisinage de la surface sclérale[1] ».

La sclérotomie pour De Wecker agirait donc par l'établissement d'une cicatrice à filtration. Il se ferait, au niveau du point sectionné, un amincissement de l'enveloppe de l'œil qui faciliterait l'écoulement des liquides intra-oculaires. « Ce qui nous conduit, dit De Wecker, à admettre cette action d'une cicatrice à filtration, c'est la nature particulière des cicatrices qui, se formant sur un œil à tension élevée, s'opèrent par l'interposition d'un tissu à fins trabécules séparés par des parties minimes de couleur foncée, qui n'ont nullement besoin de se distendre et de donner lieu à la formation d'une cicatrice cystoïde, car la forme cystoïde représente une cicatrice à filtration insuffisante... »

Nous ne nions pas que l'on ne puisse établir par la section scléro-cornéenne une filtration passagère, mais nous ne pou-

---

[1] De Wecker ; La cicatrice à filtration (An. d'ocul., 1882, tom. LXXXVII, pag. 133).

vous admettre qu'elle soit permanente, ce qui nous parait impossible, ni même très durable.

D'ailleurs, De Wecker lui-même admet que cette cicatrice à
filtration peut être sensiblement influencée par les conditions de
pression sous lesquelles elle s'opère et peut même disparaître
lorsque la tension cesse Pour qu'elle soit vraiment utile, il fau-
drait alors admettre qu'elle acquiert à nouveau son pouvoir de
filtration lorsque la tension intra-oculaire s'élève, ce qui est
inadmissible.

En outre, dit-il, «la guérison de la section, sous une pression fort
peu accusée, explique le peu d'action que présentent des cicatrices
établies dans des formes de glaucome absolument simples [1] ».
Cela ne revient-il pas à dire que la sclérotomie n'est pas l'opération idéale contre le glaucome chronique simple ?

De plus, de Wecker n'a pas toujours obtenu cette cicatrice
permanente dont il nous parle ; aussi, dans ces cas, nous propose-t-il la «*Cicatrisotomie*, qui donne de nouveau à la cicatrice
résectionnée, son pouvoir de filtration ».

Ces idées ont trouvé de nombreux contradicteurs.

Schnabel [2] a examiné histologiquement 13 yeux glaucomateux
ayant subi soit l'iridectomie, soit la sclérotomie, et cela avec
le meilleur résultat. Cet examen lui a démontré « qu'il manque
à la cicatrice sclérotidienne les caractères qui permettraient
d'établir qu'elle agit comme cicatrice à filtration ».

La théorie de la filtration de de Wecker se base sur l'aspect
cystoïdien de la cicatrice ; or, Schnabel trouve qu'en règle générale la plaie sclérale se cicatrise, sans laisser de trace, au moyen
d'un tissu analogue au tissu sclérotidien normal. La plaie cornéenne, qui comprend la plus grande partie de la plaie totale,
se ferme par un tissu plus dense que le tissu cornéen normal.

Ces recherches histologiques ne démontrent donc pas l'inter-

[1] De Wecker ; La cicatrice à filtration (loc. cit.), pag. 137.
[2] Schnabel ; Archiv. f. Augen. u. Ohrenheilk., 1879, vol. VII-I.

position dans la cicatrice du tissu à fins trabécules que nous signale De Wecker.

Walter [1], à son tour, déclare que cette cicatrice est une simple hypothèse, et doit se comporter comme toutes les autres cicatrices de l'économie, pour aboutir bientôt au tissu fibreux compact.

Au Congrès de Londres, en 1882, *Schœler* [2] conclut par ses expériences faites sur des yeux de lapins, opérés de sclérotomie, à une analogie entre l'action de la sclérotomie et celle d'une simple paracentèse. Il sclérotomisait des yeux de lapins. Quelques jours après, il plaçait un manomètre dans la chambre antérieure et poussait une injection dans l'œil pour élever la tension. Il constata, « ainsi que le montrent l'inspection avec la loupe et l'attouchement au papier buvard, que, dans tous les cas (où la pression avait été portée à 100 millim. de mercure), la cicatrice et son large tissu intercalaire restent secs ».

À son tour, il conclut :

1° Les cicatrices de la sclérotomie et de l'iridectomie ne sont pas des cicatrices filtrantes ;

2° La sclérotomie agit comme une paracentèse de même étendue.

De Wecker [3] a objecté à Schœler qu'il soumettait ses yeux à des conditions anormales de pression et « qu'il fallait songer au dessèchement à l'air des yeux qui ont servi à ces essais d'exagération de tension, avant de les soumettre à l'attouchement du papier buvard ».

Voici maintenant ce qu'écrit *Rochon-Duvigneaud* [4] à ce sujet : «Toutes les opérations, l'iridectomie et la sclérotomie classique,

[1] Walter; Annales d'oculistique, tom. LXXXIII, pag. 288

[2] Schœler; Congrès de Londres, 1882.
       Berlin. Klin. Wochensch , 1881, n° 36.

[3] De Wecker; De la cicatrice à filtration (loc. cit.), pag. 138.

[4] Rochon-Duvigneaud; Traitement des glaucomes primitifs (Gaz. des Hôpit., 8 et 22 juin 1895).

cherchent à réaliser ce que nous appelons la *cicatrice temporaire*, car nous ne pouvons admettre que, lorsqu'une cicatrice
est devenue linéaire, blanche, presque invisible, elle continue
à filtrer alors même que le glaucome reste guéri. C'est ce que,
du reste, le professeur Schnabel a bien fait ressortir depuis longtemps. La production artificielle œdémateuse indiquant par cet
œdème qu'il y a bien réellement filtration à son niveau, et cela
pendant un temps indéfini, en d'autres termes, la réalisation
d'une *filtration permanente* n'est pas encore chose faite malgré
d'assez nombreux essais. »

Et plus tard, dans la thèse d'un de ses élèves[1], il dit ceci :

«De Wecker a bien senti lui-même que l'on ne pouvait parler
de filtration à travers des cicatrices fibreuses et plates, et il a
été amené à écrire (Ann. d'ocul., août 1895) que, dans ces cas,
la filtration se faisait de la chambre antérieure dans le système
veineux de l'angle irien, grâce à des conditions nouvelles établies par la cicatrice. Mais c'est une hypothèse pure que rien
ne prouve ou même ne fait supposer. C'est renoncer à la vraie
cicatrice à filtration, à la fistulette sous-conjonctivale, que sa
rareté ne permet pas de faire accepter comme mécanisme habi-
tuel de guérison opératoire du glaucome, et se livrer à une
supposition absolument gratuite qui nous fait mal augurer de la
solidité de la théorie générale de la filtration par des voies nouvelles créées par l'opération.»

La théorie de De Wecker, du rétablissement d'une filtration
artificielle, nous paraît donc peu acceptable. Elle est condamnée
par les recherches expérimentales de Schœler, par les examens
histologiques de Schnabel, enfin par les recherches plus récentes de Rochon-Duvigneaud. Le but capital de la sclérotomie,
à savoir la filtration durable de la cicatrice, n'est pas atteint. La
cicatrice n'agit que pendant un temps très court, mais non d'une
façon durable.

[1] Thomas ; Essai sur le pronostic du glaucome primitif. Thèse Paris, 1897.

Nous reprocherons en outre à la sclérotomie de causer fréquemment de larges hernies de l'iris, des staphylômes iriens. C'est là, en effet, la pierre d'achoppement de cette opération. Tous les auteurs l'ont constaté et tous se sont efforcés de les éviter sans y arriver, dans les procédés qu'ils ont préconisés. Souvent même, la réduction de ces hernies est impossible, et l'on est obligé d'exciser la portion herniée, de faire une scléro-iridectomie, opération que certains ont systématisée, précisément à cause de cette complication post-opératoire.

Dans le même but on a conseillé la cicatrisotomie (de Wecker), l'ouiétomie (Panas), la staphylotomie (Abadie). Nous reviendrons sur ces procédés.

Quant aux accidents reprochés à l'iridectomie (enclavements iriens, hémorragies intra-oculaires, etc., etc.), ils peuvent tout aussi facilement se produire pendant la sclérotomie.

Enfin de nombreuses statistiques prouvent que cette opération n'a pas toujours donné les résultats qu'on en espérait. *Jany, Steffan, Schweigger*, au Congrès d'Heidelberg (1879), ont cité de nombreuses observations de sclérotomie, notamment dans le glaucome chronique : presque toujours, ils durent pratiquer l'iridectomie quelques jours après.

Manolescu (de Bucharest) [1] a publié une statistique, scrupuleusement faite, de 38 cas de sclérotomie, et, de la critique de ces observations, il résulte que cette opération est palliative et non curative.

Trousseau [2] a cité, à son tour, de nombreuses observations où la sclérotomie, appliquée au glaucome chronique simple, n'a nullement arrêté le processus. Ces observations sont empruntées à Panas, Abadie, Dehenne.

Berthaud [3] a analysé les observations des sclérotomies prati-

[1] Manolescu ; Ann. d'Ocul., 12e série, tom. III, pag. 143, 1880.
[2] Trousseau ; Thèse Paris, 1883.
[3] Berthaud ; Thèse Lyon, 1896.

quées à la Clinique ophtalmologique de Lyon, et il conclut que les résultats ne se sont pas maintenus pendant longtemps, surtout au point de vue visuel.

De tout cela nous conclurons donc que :

1° La sclérotomie antérieure nous paraît indiquée, surtout dans le glaucome aigu et dans le glaucome hémorragique.

Dans le glaucome absolu, nous préférons la large ponction équatoriale, dans les cas où l'on ne veut pas faire l'énucléation.

Dans le glaucome chronique, simple ou inflammatoire, l'opération de choix est l'iridectomie ;

2° La sclérotomie est une opération très variable dans ses résultats. Elle n'est nullement curative, et, le plus souvent, elle doit être suivie de l'iridectomie. Là où l'iridectomie échoue, elle ne donne rien. Elle abaisse la tension oculaire et peut augmenter un peu l'acuité visuelle, mais ces résultats ne sont pas durables. Elle a besoin d'être répétée souvent pour avoir quelque efficacité ;

3° En outre, elle prédispose aux staphylômes et surtout aux prolapsus de l'iris. Quant à tous les reproches qu'a subis l'iridectomie, la sclérotomie peut les encourir.

B.— SCLÉROTOMIE POSTÉRIEURE.— PONCTION ÉQUATORIALE, SIMPLE, CRUCIALE.

Certains auteurs, se basant sur ce fait que le glaucome est une affection siégeant surtout sur le segment postérieur de l'œil, ont conseillé différentes interventions sur cette partie du globe. On agit ainsi sur la portion de la sclérotique, située en arrière de la région scléro-cornéenne.

La ponction équatoriale est une opération ancienne. Guérin [1],

[1] Guérin ; Essai sur les maladies des yeux, 1761.

Mackenzie, Desmarres [1], Middlemore [2] en parlent. Dans un travail récent, Berthaud [3] a fait une étude complète de la question.

D'après Guérin, « la ponction de la sclérotique ou cornée opaque doit être simple et sans beaucoup d'appareil ; il n'est question pour l'exécuter que d'une aiguille à cataracte un peu large. L'effort que fait sans cesse la sclérotique, trop dilatée pour revenir à son état normal, suffit pour expulser peu à peu le superflu de l'humeur. »

Desmarres substitue à l'aiguille à cataracte de Guérin la lancette ou le couteau lancéolaire, « car il faut que la ponction soit d'une certaine largeur. On fera pénétrer l'aiguille en arrière, par rapport à la cornée, afin d'éviter l'appareil cristallinien, et on la dirigera tantôt entre le muscle droit externe et l'inférieur, tantôt entre ce dernier et l'interne ».

Middlemore, toujours pour favoriser la filtration, introduisait « une fine aiguille cannelée dans la sclérotique, à trois ou quatre lignes en arrière de la marge de la cornée. De la sorte, une partie de l'humeur vitrée sort rapidement. »

Berthaud conseille de pratiquer une ponction assez large « sans aller jusqu'à une ophtalmotomie véritable, afin d'obtenir un écoulement suffisant d'humeur vitrée et une cicatrice aussi filtrante que possible. »

Sclérotomie équatoriale transverse de Nicati. — *Nicati*, partant de la ponction équatoriale, a proposé une série d'opérations.

En 1881 [4], il conseilla la *sclérotomie équatoriale transverse*, « Un couteau linéaire à cataracte est plongé profondément entre le muscle droit inférieur et le droit externe, dans l'équateur de l'œil. La plaie est agrandie ensuite au sortir, jusqu'à une longueur

[1] Desmarres ; Traité des maladies des yeux, 1847.
[2] Middlemorre ; In Medical Times, 24 avril 1858.
[3] Berthaud ; loc. cit., 1899.
[4] Nicati ; Bulletins et mémoires de la Soc. de chir. de Paris, 1881.

de 3 ou 4 millim. On peut faire exécuter à la lame un mouvement de rotation sur son axe jusqu'à ce que l'humeur vitrée
fasse hernie. »

En 1891[1], il revient sur cette opération et avoue qu'elle lui
a donné des mécomptes. « Elle expose, dit-il, à des récidives
presque régulières et n'a qu'un effet momentané. »

Aussi, propose-t-il une opération nouvelle : le drainage de la
chambre postérieure ou scléro-iritomie, que nous étudierons
plus loin.

Ponction sous-scléroticale de Le Fort[2]. — Le Fort, pensant
que le glaucome était dû à un épanchement entre la sclérotique
et la choroïde, ponctionnait avec une aiguille à cataracte obliquement dans l'épaisseur de la sclérotique entre celle-ci et la
choroïde.

Il ponctionnait au-dessus du bord supérieur du droit externe
et à 1 cent. environ de la cornée, cela afin d'éviter les artères
ciliaires longues. On introduit l'aiguille un peu obliquement
d'avant en arrière, et, « lorsque la sensation de résistance vaincue
montre qu'on a traversé toute l'épaisseur de la sclérotique, on
tourne l'aiguille entre les doigts, de manière à diriger le tranchant verticalement. On fait de la sorte bailler les bords de la
plaie de la sclérotique. »

Nous ne pensons pas que cette opération ait été souvent pratiquée. Elle nous paraît présenter deux inconvénients : d'abord
la cicatrisation rapide de la plaie ; en second lieu, l'issue du
vitré et la possibilité d'hémorragie intra-oculaire.

Paracentèse scléroticale de Johnston.[3] — « On pénètre avec un
couteau de Wenzel dans la sclérotique à 4mm du bord cornéen, en

[1] Nicati; Associat. franç. pour l'avancem. des sciences, Marseille, septembre 1891.
[2] Le Fort; Mém. de la Soc. de Chir. de Paris, 1876.
[3] Johnston ; Lewis, Londres, 1884.

évitant les muscles. On tourne le couteau sur son axe et on le retire lentement. Sur 14 fois, 13 fois il y a eu diminution permanente de la tension ».

Paracentèse sclérolicale de Parinaud [1]. — Parinaud a conseillé un procédé à peu près semblable à l'opération de Le Fort. Il pratique la paracentèse, non pas avec l'aiguille, qui fait une ouverture trop étroite, mais avec le couteau de De Graefe, de 2^{mm} de largeur.

« La ponction se fait de préférence entre le droit externe et le droit inférieur, à 8 ou 10^{mm} de la cornée. « L'œil étant fortement porté en haut et en dedans, on enfonce résolument le couteau dans la sclérotique, la pointe dirigée vers le centre du globe, à une profondeur de 4 à 6^{mm}. Après un léger temps d'arrêt, on fait exécuter un quart de tour au couteau et on le retire lentement en débridant un peu la sclérotique perpendiculairement à la position première de la lame, de manière à obtenir une plaie triangulaire qui favorise la persistance de la filtration ».

Parinaud résume ainsi les avantages de la paracentèse sclérolicale : c'est là une opération simple, produisant dans le glaucome une détente rapide ; elle peut être répétée plusieurs fois «et peut, dans une mesure qu'il n'est pas encore possible de préciser, donner une guérison persistante».

Sclérotomie postérieure de Masselon [2]. — Masselon a appelé l'attention sur la *sclérotomie postérieure*, acceptant que c'est dans la chambre postérieure que s'accumule le liquide dans le glaucome.

Le débridement doit donc s'opérer dans le segment postérieur, « c'est-à-dire en deçà de l'obstacle qui arrête le cours des liquides intra-oculaires et non au delà. » Il conseille de faire une sclérotomie assez large. Pour ne pas blesser le vitré, dont on

[1] Parinaud : Soc. fr. d'opht., Paris, 1885.
[2] Masselon : Société fr. d'opht., 1886.

aurait à craindre ultérieurement une rétraction cicatricielle, « il me paraît que l'incision, exécutée entre le droit inférieur et le droit externe, au delà de la zone ciliaire, devra être pratiquée par ponction et contre-ponction, à l'aide d'un étroit couteau à cataracte dirigé à plat sous les enveloppes de l'œil, dans le sens équatorial, et en rasant autant que possible la surface de l'humeur vitrée ».

De l'ophtalmotomie ou disclérochoriotomie postérieure de Gale-zowski[1]. — Sous ce nom, Galezowski a proposé un procédé opératoire pour combattre les maladies graves, telles qu'hémorragies du vitré, décollement étendu de la rétine, glaucome simple et hydrophtalmie avec glaucome consécutif.

» C'est une opération, dit-il, hasardée, téméraire même, mais qui néanmoins m'a donné de bons résultats.

» On fait une incision avec un couteau de De Graefe, dans le segment postérieur du globe, entre le droit supérieur et le droit externe. Cette section doit être faite au delà de la zone du cercle ciliaire et avoir une étendue de 7 à 8 millim. Après avoir écarté les paupières avec le blépharostat, je saisis l'œil, avec une pince à fixer, près du bord externe de la cornée, un peu au-dessus de son diamètre horizontal, et j'attire l'œil autant que possible du côté de l'angle interne.

» Ayant pris trois points de repère, nerf optique, macula, cercle ciliaire, je trace une ligne fictive de l'incision à faire ; puis j'enfonce, à sa limite postérieure, le couteau de De Graefe dans la sclérotique et le corps vitré, et, par des mouvements de scie, je coupe la sclérotique, la choroïde et la rétine, si elle n'est pas décollée, en prolongeant mon incision jusqu'au bord du cercle ciliaire.

» Il s'échappe en général beaucoup de liquide, soit sanguinolent,

[1] Galezowski ; Bulletin de la Soc. fr. d'opht., 1886.

soit séreux sous-rétinien, soit le corps vitré liquifié, L'œil s'affaisse généralement très peu. La plaie scléroticale reste béante. A ce moment, sans perdre un instant, j'enfonce une aiguille grande et courbe, d'une forme spéciale, dans un bord de la plaie. Je traverse le corps vitré en arrière aussi loin que possible et je reviens par le bord opposé de la plaie. Je réunis ensuite la plaie avec un fil de catgut que je laisse à demeure ».

Dans certains cas, au lieu de faire une seule incision de 7 à 8 millim. et de suturer, on fait « deux incisions de 4 millim. se suivant sur la même ligne et qu'on laisse cicatriser toutes seules ».

Galezowski pense que cette méthode peut rendre de grands services dans le *glaucome simple* qui, dit-il, « est un glaucome postérieur, la pression tout entière est localisée dans le segment postérieur, à cause de la rigidité de la zonule de Zinn qui résiste à la pression intra-oculaire.

» La sclérotomie n'arrête le glaucome que momentanément parce qu'elle agit en débridant le segment antérieur, qui n'est pas en cause, tandis qu'il faut agir sur le segment postérieur, où la maladie est confinée ».

Aussi, croit-il que la scléro-choriotomie pourra, mieux que tout autre procédé, arrêter les progrès du glaucome simple. Malheureusement, il n'a pratiqué cette opération que dans un seul cas de glaucome simple, ce qui ne suffit pas pour donner un avis définitif.

Sclérotomie postérieure de Galezowski[1].— Plus tard il conseille de faire « une double incision scléroticale oblique en dessus et en dessous du droit externe. L'incision, faite avec un couteau qui offre la forme d'une serpette, ne doit être conduite que jus-

[1] Galezowski ; Congrès d'opht. d'Heidelberg, 1888.
Annales d'oculistique, tom. C, pag. 68.

qu'à la choroïde. Après cette incision, je place une suture conjonctivale, ou bien je laisse la plaie se fermer toute seule ».

Ophtalmotomie postérieure de Vacher[1]. — Vacher, à son tour, a conseillé l'*ophtalmotomie postérieure*, qu'il pratique de la façon suivante :

« L'œil regardant fortement en bas et en dedans, je fais avec le couteau lancéolaire une ponction profonde dans la sclérotique à 8 ou 10 millim. en dehors du bord cornéen, entre le droit supérieur et le droit externe, en plein dans le segment postérieur de l'œil. L'incision a 8 millim. de longueur moyenne et laisse écouler une notable quantité d'humeur vitrée. »

Vacher ne présente qu'une statistique de 6 cas. Dans 5 cas il y a eu diminution des douleurs, diminution de la tension et augmentation légère de l'acuité visuelle.

Enfin, signalons, à côté de la sclérotomie postérieure, quelques opérations qui s'en rapprochent: *la sclérotomie rétro-irienne de Dehenne, la trépanation de la sclérotique de Robertson et la sclérectomie de Parinaud.*

Sclérotomie rétro-irienne précédant l'iridectomie. — Lorsque la chambre antérieure est complètement effacée, lorsqu'il y a impossibilité absolue de passer entre l'iris et la cornée, *Dehenne* [2] a conseillé la sclérotomie rétro-irienne.

Avec un couteau de De Græfe, on ponctionne à 1 millim. 1/2 du limbe scléro-cornéen et on passe immédiatement en arrière de l'iris. On agrandit l'incision par de petits mouvements de scie : le liquide rétro-iridien s'écoule alors au fur et à mesure que l'on retire le couteau. Quelques jours après, on pratique l'iridectomie.

[1] Vacher; Congrès d'opht. de Paris, 1887.

[2] Dehenne ; Union médicale, 1885, pag. 517.

Trépanation de la sclérotique. — A. Robertson [1] a imaginé un procédé qui consiste à faire, dans la sclérotique, une ouverture circulaire à l'aide « d'une petite tréphine de deux forts millim. de diamètre. »

L'endroit d'élection est à la jonction des procès ciliaires avec la choroïde, généralement à la partie supérieure, à 4 ou 5 mill. en arrière de la cornée.

La tréphine dont il se sert est celle de Bowman, qu'il a modifiée en faisant placer un épaulement au bout tranchant, afin que la tréphine ne puisse être enfoncée au delà de 2 millim. Il recommande en outre d'inciser au préalable la conjonctive de manière à poser directement la couronne sur la coque sclérotique. La cicatrisation est rapide.

Carreras Arago [2] avait aussi conseillé la trépanation de la sclérotique.

Sclérectomie de Parinaud [3]. — Parinaud, pour diminuer la résistance de la sclérotique et obtenir des ponctions une filtration plus efficace, a imaginé la sclérectomie.

Cette opération consiste à enlever un petit lambeau de sclérotique de 2 à 3 millim., de manière à enlever une excavation en cupule qui arrive sur la choroïde ou dans son voisinage.

On se sert pour cela d'un crochet à chalazion et d'un couteau de Græfe.

Parinaud a imaginé ce procédé pour le décollement de la rétine, puis il l'a appliqué au glaucome malin. Il pourrait, ajoute-t-il, rendre quelques services dans le glaucome chronique simple.

En résumé, dans tous ces procédés de sclérotomie postérieure, on ponctionne, en arrière de la région scléro-cornéenne, la sclé-

[1] A. Robertson ; Ann. d'ocul., 1876, tom. LXXVI, pag. 161.
[2] Carreras Arago ; Archives de chirurgie de Barcelone, 1877.
[3] Parinaud ; Soc. fr. d'ophtalm., 1884, pag. 77 ; 1895, pag. 333.

rotique obliquement sous la conjonctive avec un couteau de De Graefe, et on fait une section plus ou moins étendue. On peut se contenter d'une simple ponction ou bien faire une section cruciale en piqûre de sangsue.

Fuchs [1] conseille d'exécuter l'incision suivant la direction d'un méridien, c'est-à-dire d'arrière en avant, parce que, la plupart des fibres de la sclérotique se dirigeant dans ce sens, la plaie a moins de tendance à s'entre-bailler. L'endroit de l'incision doit être choisi de façon à ne blesser ni un muscle de l'œil, ni le corps ciliaire. Afin d'éviter la blessure de ce dernier, l'incision doit rester au moins à 6 millim. en arrière du bord de la cornée.

Desmarres avait déjà signalé l'insuffisance de cette opération : « La ponction équatoriale, dit-il, n'est applicable qu'à l'état aigu. Elle ne peut avoir aucun effet curatif, car, dès que la plaie paracentésique est guérie, le malade est sous la même influence qu'avant l'attaque ».

En outre, à la suite des sclérotomies postérieures, il peut se produire des hémorragies du vitré, hémorragies intra-oculaires qui ne se résorbent pas toujours aisément et peuvent entraîner des altérations persistantes.

Aussi Motais [2], pour éviter ces hémorragies, conseille-t-il de ponctionner assez près de la cornée et loin de la région la plus vasculaire de l'œil.

Nous dirons donc que :

1° La ponction postérieure est une opération facile à exécuter et, à ce point de vue, utile dans certains cas ;

2° Elle n'est nullement curative et a besoin, pour être de quelque utilité, d'être fréquemment répétée ;

3° Elle est indiquée comme préparation à l'iridectomie ou à la sclérotomie antérieure dans le glaucome aigu et subaigu, où la

---

[1] Fuchs ; Manuel d'ophtalmologie, 1897, pag. 790.
[2] Motais ; Soc. fr. d'ophtalmologie, mai 1895.

chambre antérieure est complètement effacée ; comme débridement dans le glaucome absolu très douloureux ; *mais dans le glaucome chronique simple elle ne donne aucun résultat.*

II. — MASSAGE OCULAIRE.

Ne pouvant établir une voie de filtration permanente par la simple sclérotomie, on a essayé de maintenir et de prolonger le plus longtemps possible l'écoulement de l'excès du liquide intra-oculaire.

Le massage de l'œil a été appliqué à différentes affections oculaires par Pagenstecher, de Wecker, Panas, Abadie, Chibret, etc. En 1878, Dianoux l'a conseillé comme moyen adjuvant de la sclérotomie dans le glaucome, cela afin d'avoir une plaie plus filtrante.

Deux de ses élèves, Ertaud [1] et Roulleau [2], ont exposé dans tous ses détails ce procédé (*malaxation du globe oculaire après la sclérotomie*). Voici comment on procède :

Une fois la sclérotomie faite, on commence le soir même à malaxer l'œil. « Il suffit d'exercer sur le globe une série de pressions alternatives avec la pulpe des deux index, comme lorsqu'on interroge, dit Dianoux, la pression intra-oculaire, pour disjoindre les lèvres agglutinées des plaies faites le matin et déterminer l'évacuation d'une partie de l'humeur aqueuse. Si l'on a soin de répéter cette même manœuvre matin et soir [3], pendant les 5 ou 6 premiers jours, une faible pression suffit pour faire sourdre aux angles de la plaie scléroticale le liquide de la chambre antérieure sous la forme de deux bosselures qui soulèvent de plus en plus la conjonctive, en raison directe de l'intensité et de

[1] Ertaud ; thèse, Paris, 1883.
[2] Roulleau ; thèse, Paris, 1898.
[3] Dianoux ; Congrès d'opht. de Paris, 1887.

la durée de la pression. En même temps, on sent diminuer la tension de l'œil, qui se réduit sous le doigt.

On arrive à ce résultat aussi bien en malaxant les points des globes voisins de la section que ceux qui lui sont directement opposés ».

Quant à la durée de chaque séance, elle est basée sur la sortie de l'humeur aqueuse : on s'arrête dès qu'on voit apparaître une gouttelette au niveau de la plaie. La sclérotomie ayant une action insuffisante, le massage a pour but d'amener une filtration plus facile des liquides, « une filtration *ad libitum*, puisque la pression des index fait sourdre encore une bulle œdémateuse sous-conjonctivale non quelques mois, ni même un an ou deux, mais bien jusqu'à 8, 10 années et davantage après l'opération (Roulleau) ».

Malheureusement, cette manipulation, de l'avis, de ceux qui la préconisent, pour être de quelque utilité, a besoin d'être pratiquée tous les jours avec persévérance, et bien souvent on se voit dans l'obligation de confier au malade le soin de se masser lui-même, cela à cause de la longue durée du traitement. Or, il arrive que cette malaxation est mal faite et le patient lui-même s'en lasse, étant donnés les modestes résultats qu'il obtient. Enfin, ce massage oculaire, s'il n'est pas discrètement et méthodiquement fait par une main exercée, pourrait bien, à notre avis, produire des troubles cristalliniens.

Récemment, *Sneguirew*[1] a relaté quelques observations sur l'influence du *Massage dit Vibratoire* dans les différentes maladies de l'œil. Ce massage, proposé par le professeur Maklacow, consiste dans l'emploi de la plume d'Edison, dont le bout est remplacé par une boule d'ivoire qui fait 9,000 vibrations en une minute.

L'auteur a employé ce massage dans 127 cas différents, avec

[1] Sneguirew ; Westnik Ophtalmologuii, janvier et février 1898, en russe.

cocaïnisation de l'œil. La séance durait de 1 à 10 minutes. Dans le glaucome, le massage produisait l'abaissement de la tension oculaire.

III. — DEBRIDEMENT DE L'ANGLE IRIDIEN.

De Wecker avait essayé d'établir, par sa sclérotomie, une voie de filtration artificielle ; nous avons vu que c'était là demander l'impossible.

De Vincentiis (de Naples), refusant aussi de croire à la théorie de la cicatrice à filtration, a tenté le rétablissement des voies de filtration naturelle par l'incision du tissu de l'angle iridien. Le praticien de Naples néglige la section du limbe, et, s'appuyant sur l'importance de l'obstruction de cet angle dans le développement du glaucome, ne fait qu'une piqûre à l'enveloppe fibreuse en portant son incision, uniquement, sur le tissu excréteur scléro-cornéen.

Opération de de Vincentiis. — Voici comment son chef de Clinique, M. Tailor, a décrit cette opération au Congrès de Rome [1]. Elle se fait, dit Tailor, avec un instrument qui se compose d'un manche sur lequel est fixée une fine tige métallique légèrement recourbée dans le sens de sa longueur, à section elliptique, terminée par une petite faux bien effilée à sa pointe, et dont le bord convexe est coupant. La petite faux et la tige sont disposées de telle sorte que, soit en introduisant l'instrument dans la chambre antérieure, soit en le retirant, il est impossible que l'humeur aqueuse s'épanche au dehors. On fait pénétrer l'instrument dans la chambre antérieure en traversant obliquement la sclérotique à 1 millim. 1/2 de la périphérie de la cornée et dans la direction du méridien horizontal, et on la parcourt dans

[1] Tailor ; Sull' incisione del tessuto dell' Angolo iridio, Roma, 1891.

son étendue jusqu'au point diamétralement opposé à celui de la pénétration. Ceci fait, on insinue la pointe de l'instrument dans le tissu de l'angle iridien, et on lui fait exécuter un léger mouvement de rotation autour de son axe, de telle sorte que le tranchant soit dirigé contre la sclérotique. « Puis, en retirant l'instrument, on incise le tissu de l'angle iridien dans toute son étendue comprise entre le point d'entrée et celui de la contre-ponction, en épargnant toutefois un petit segment au voisinage du point de pénétration, afin de pouvoir retirer l'instrument plus facilement et empêcher, par un élargissement de la plaie, l'écoulement au dehors de l'humeur aqueuse ».

Opération de De Wecker (Sclérotomie interne)[1]. — De Wecker a apporté une modification au procédé de De Vincentiis.

Il exécute ainsi sa sclérotomie interne :

« On pénètre à un bon millimètre du bord transparent de la cornée, de façon que le dos du couteau soit dirigé exactement dans le sens du diamètre horizontal. Arrivé au point de contre-ponction, la pointe du couteau ayant disparu sous le bord opposé de la cornée, on incise les arcades du ligament pectiné, en faisant exécuter à la pointe du couteau, au moment du retrait de l'instrument, un mouvement d'évolution en demi-cercle. *La pression sera proportionnée à la résistance que l'on suppose devoir rencontrer de la part de la sclérotique*; tandis qu'elle peut être assez accentuée chez des vieillards, elle devra être, au contraire, d'autant plus modérée qu'il s'agit de très jeunes sujets, afin d'éviter des hémorragies abondantes.

Pour faire cette sclérotomie interne, De Wecker a conservé le fin couteau de De Græfe.

Valude se sert de l'aiguille de De Vincentiis en changeant la courbure pour la rendre plus maniable. D'après Valude, avec

[1] De Wecker : Annales d'oculistique, 1895, tom. CXIV, pag. 95.

la courbure de l'instrument italien, convexe en avant du côté du tranchant, l'exécution de l'incision est difficile à accomplir sans reprise ; avec la courbure concave en avant, l'instrument est mieux en main et l'incision s'exécute d'un seul coup et rapidement.

Quant au couteau de De Græfe, il rend les mêmes services que les aiguilles spéciales, mais seulement dans des mains bien exercées.

En 1882, *Grossmann* [1] avait conseillé : *Une opération pour la réouverture de l'angle iridien obstrué dans le glaucome*

Avec une aiguille à paracentèse à arrêt, il ponctionne la cornée au milieu d'une ligne qui va du bord libre de l'iris au limbe cornéen, c'est-à-dire à 2 millim. de ce dernier ; cette paracentèse se fait dans le secteur cornéen correspondant au point où doit se faire la réouverture de l'angle. Après la sortie de l'humeur aqueuse, Grossmann passe à travers la plaie cornéenne une sonde en argent, dont l'extrémité est renflée et conformée à la façon d'un crochet de boutons. Grossmann dirige la convexité du crochet vers la région ciliaire, et la pousse doucement entre la cornée et l'iris, dans la plus grande étendue possible, de façon à pousser en arrière vers le cristallin la périphérie de l'iris.

Cette manœuvre est répétée plusieurs fois dans un même secteur, puis la même chose se fait dans un secteur voisin et ainsi de suite.

Sur trois cas opérés par l'auteur, un seul paraît avoir donné des résultats satisfaisants.

Donc, en 1882, Grossmann avait déjà tenté un premier essai de débridement de l'angle iridien.

Néanmoins, si cette opération est pleinement entrée en thérapeutique oculaire, le mérite en revient tout entier à De Vincentiis et personne ne lui contestera cette priorité.

[1] Grossmann : The Ophtalmic Review, vol. I, octobre 1882, pag. 333.
Annales d'oculistique, 1883, tom. LXXXIX, pag. 172.

Résultats cliniques et indications du débridement de l'angle iridien. — Ils sont basés sur les observations de De Vincentiis, Tailor[1], Sgrosso[2], Gallenga, Valude.

Cette opération aurait l'avantage de faire une ouverture unique et étroite ; l'humeur aqueuse reste ainsi dans la chambre antérieure pendant le débridement. Après l'opération, les liquides s'écoulent lentement et la pression diminue insensiblement.

On l'a employée comme *préparation à l'iridectomie.* On l'a conseillée dans le *glaucome prodromique,* dans le *glaucome chronique irritatif* et dans le *glaucome chronique simple.* Sgrosso, dans un cas de glaucome chronique simple, aurait vu l'opération suivie d'une disparition de l'excavation papillaire.

Dans les *formes hémorragiques du glaucome,* dans l'*hydrophtalmie* surtout, elle donnerait de bons résultats.

De Wecker[3] s'est même proposé d'expérimenter la sclérotomie interne sur de jeunes sujets atteints de *myopie progressive,* dépassant vingt dioptries et menaçant de décoller la rétine.

Mode d'action et modifications anatomiques du débridement de l'angle iridien. — Pour De Wecker[4], la sclérotomie interne « tire particulièrement son action de l'amincissement de la sclérotique, par un écart des lèvres incisées, et ce débridement porte essentiellement sur le ligament pectiné et l'insertion sclérale et antérieure du muscle ciliaire. Son action doit donc dériver d'une modification dans la filtration intra-oculaire, et, très probablement, si l'on pratique cette incision en la répétant sur toute la circonférence de l'angle iridien, entraîner un changement dans les fonctions accommodatives et peut-être aussi

---

[1] Lavori della Clinica oculistica di Napoli. Vol. IV, 1896.
[2] Sgrosso; Société italienne d'ophtalmologie, 26-29 avril 1895.
      Annales d'oculistiq., tom. CXIV, pag. 291.
[3] De Wecker ; Annales d'oculistique, 1895, tom. CXIV, pag. 109.
[4] De Wecker ; Annales d'oculistique, 1895, tom. CXIV, pag. 97.

dans la courbure de la cornée, faits à vérifier encore ultérieurement. »

Mais personne n'a relaté des observations indiquant les lésions
produites chez l'homme, dans les tissus de l'angle iridien, par
l'opération de De Vicentiis. Les renseignements qui nous sont
fournis à ce sujet par Tailor[1] ont été puisés sur des yeux de
chiens, et voici ce qu'il nous dit :

« Il résulte de mes préparations, faites sur des yeux de
chiens, que cette opération divise les trabécules du tissu de Fontana, d'où une communication de la chambre antérieure avec les
lacunes lymphatiques comprises entre ces trabécules, lacunes
qu'on trouve dilatées et souvent même remarquablement dis-
tendues. Si l'incision a pénétré profondément, jusqu'à intéresser
la partie initiale du muscle ciliaire, comme il arrive souvent, on
trouve alors les faisceaux musculaires écartés ou divisés, sans
que d'ailleurs, et j'insiste particulièrement sur ce point, il en
soit résulté sur le corps ciliaire le moindre processus réactif
inflammatoire. On observe, dans ces cas, une augmentation de
volume des espaces lymphatiques interfasciculaires, et une communication directe entre ces mêmes espaces et ceux du tissu de
Fontana. En outre, les fibres des couches internes de la sclérotique se trouvent divisées, et, entre elles, on voit s'interposer
un tissu conjonctif de nouvelle formation.

» Je crois pouvoir déduire, de ce que je viens d'établir, que
l'incision du tissu de l'angle iridien assure une élimination plus
aisée des liquides intra-oculaires à travers les voies antérieures
de filtration. On le peut démontrer en injectant, sur un chien, à
la fois dans la chambre antérieure de l'œil opéré et dans celle de
l'œil non opéré, une égale quantité de liquide coloré (fluores-
céine) ; on observe alors que ce liquide disparaît plus vite du
côté de l'œil opéré que de l'autre. »

[1] Tailor ; Lavori della Clinica oculistica di Napoli, vol. IV, fasc. 3, mars 1896,
pag. 200.

Dans un article récent, Valude et Duclos[1] ont communiqué leurs recherches, très intéressantes et très complètes, sur les lésions anatomiques produites par ce débridement de l'angle iridien.

D'après eux, les travaux de Tailor, dont nous venons de parler, n'ont apporté aucune solution aux discussions soulevées par De Vincentiis, qui regrettait de n'avoir pas à sa disposition la preuve matérielle du siège exact de l'incision. Il manquait donc l'examen anatomique d'yeux humains, opérés par débridement iridien. C'est cette lacune que Valude et Duclos ont comblée. Les pièces anatomiques, qui ont servi à leurs recherches, sont seize yeux d'enfants dont l'âge variait de seize jours à trois ans et demi, et qui ont subi l'opération de De Vincentiis. Ils ont été opérés dans des conditions, telles qu'ils n'avaient pas encore perdu leur tension. De plus, ces auteurs ont employé successivement les trois instruments cités (aiguille de Vincentiis, aiguille de Valude, couteau étroit de De Graefe), afin de pouvoir indiquer le lieu qu'intéresse le plus souvent la pointe dans le débridement et de voir si l'aiguille et le couteau agissent d'une manière semblable.

Voici les conclusions auxquelles ils sont arrivés :

1° La méthode de De Vincentiis et la sclérotomie interne de De Wecker sont une seule et même opération, qu'on peut désigner sous le nom de débridement de l'angle iridien.

2° L'opération présente une grande innocuité ; la plaie du limbe est insignifiante ; le champ d'action est très étendu. Dans le glaucome, après le débridement, l'œil perd lentement sa tension et les parties du globe reprennent insensiblement leur place. Le prolapsus et l'enclavement iridiens sont rares. L'avantage revient aux aiguilles spéciales dans les chambres antérieures étroites.

3° Les essais cliniques font du débridement de l'angle une

[1] Valude et Duclos ; Annales d'oculistique, février-avril 1898, tom. CXIX.

intervention utile dans le glaucome prodromique, dans certaines formes chroniques du glaucome et une opération de choix dans l'hydrophtalmie.

4° Les résultats anatomiques rencontrés le plus fréquemment sont une lésion du canal de Schlemm et des veines intra-sclérales et l'ouverture de la séreuse supra-choroïdienne, par ténotomie du muscle ciliaire.

5° L'instrument ne débride pas sur toute la longueur du limbe qu'il parcourt ; c'est à peine s'il sectionne le sommet de l'angle iridien sur la moitié de l'incision exécutée.

6° Le couteau de De Graefe, difficile à manier à cause de son tranchant, fait des sections profondes ; il coupe le muscle accommodateur et pénètre dans l'espace supra-choroïdien.

L'aiguille de De Vincentiis fait des incisions franches et limitées ; conduite, comme l'indique Tailor, elle porte sur le tissu scléro-cornéen.

L'aiguille de Valude travaille par la pointe, déchire et intéresse le fond et les parois de l'angle.

Quant à nous, nous ne pouvons nous prononcer sur la valeur de cette opération. Elle est de date trop récente et les observations en sont encore trop restreintes pour que nous puissions la juger. Toutefois, les résultats connus nous paraissent encourageants et l'idée qui guide le procédé est toute rationnelle.

Dianoux a eu l'idée de combiner les deux procédés, sclérotomie et opération de De Vincentiis, voulant ainsi ajouter aux avantages du premier procédé tous les bénéfices du second... Pour cela, il exécute la sclérotomie classique, et, « avant de retirer le couteau de De Graefe, il réunit la contre-ponction à la ponction par une très profonde rigole, occupant jusqu'aux 3|4 de la sclérotique, creusant ainsi un vrai fossé. La pointe coupe, tranche la soudure de Knies, et le tissu trabéculaire, ouvre enfin largement le canal de Schlemm. Nul besoin, pour cela, de suivre une nouvelle direction ; cette pointe ne doit pas changer de place, elle cheminera immuablement de la contre-ponction à la ponction, en . conservant son mouvement en arc de cercle. Nous avons du reste, ici encore, un excellent point de repère : la rigole creusée est assez profonde pour que l'œil puisse voir la pointe du couteau, suivre, sous la mince couche sclérale intacte, la circumduction d'un petit point bleuâtre en mouvement, ce qui suffit amplement à guider l'opérateur ». (Roulleau, thèse Paris, 1898, page 99).

IV. — PONCTION SCLÉRO-CYCLO-IRIENNE, DE CHIBRET [1]

Chibret reproche à toutes les opérations pratiquées contre le glaucome le même inconvénient : « *elles font, dit-il, passer brusquement, c'est-à-dire en quelques secondes, la pression hypertonique de l'œil à une pression hypotonique plus ou moins complète.* »

D'où des accidents possibles : luxation du cristallin, hémorragies rétiniennes ou choroïdiennes.

En outre, la sclérotomie antérieure « peut augmenter au lieu de diminuer l'accolement de l'iris à l'angle irien ». De même l'opération de De Vincentiis, malgré son nom de débridement de l'angle irien. « En effet, si le couteau débride cet angle, l'évacuation de la chambre antérieure, conséquence de cette intervention, jointe à la poussée du vitré, tend à ramener l'accolement de l'iris dans l'angle débridé par la pointe du couteau ».

Or, dans le glaucome, il faut essayer de satisfaire aux conditions suivantes :

1° Détente lente de la tension intra-oculaire se produisant en 24 ou 48 heures ;

[1] Chibret ; Annales d'oculistique, septembre 1897, tom, CXVIII, pag. 198.

2° Débridement de l'angle irien et même détachement complet des insertions iriennes ;

3° Production de cicatrices à infiltration, établissant des communications entre les chambres et le vitré, le vitré et les espaces sous-conjonctivaux ;

4° Action déplétive durable sur la pression intra-oculaire par la formation de ces communications.

Et voici l'opération qu'il propose :

« Je prends un couteau de De Græfe, ou mieux un couteau courbe sur le plat, à deux tranchants, ayant pour le reste les dimensions apparentes du couteau de De Græfe.

» Je pique la sclérotique à 3 ou 4 millimètres en arrière du limbe scléro-cornéen, en ayant soin de diriger la pointe très obliquement à travers la sclérotique et de faire apparaître cette pointe dans la chambre antérieure à peu près au niveau de l'angle irien. Cela faisant, le couteau traverse soit la portion antérieure et extérieure du corps ciliaire, soit la région de l'angle irien, soit le canal de Schlemm. Quand la pointe du couteau apparaît dans la chambre antérieure, je la dirige vers la surface antérieure de l'iris, de façon à rencontrer cette surface sous un angle très petit et au point où elle offre son maximum d'épaisseur. Dès que j'ai accroché l'iris à la pointe du couteau, je pousse celle-ci dans la chambre antérieure, selon un plan antérieur à celui de l'iris ; le tissu spongieux de l'iris, au lieu de se laisser traverser par la pointe du couteau, comme on pourrait le croire, se laisse tirailler par elle ; j'exerce, dès lors, une traction sur le point correspondant de l'insertion irienne.

» Cette traction, si elle est modérée, débride l'angle irien ; si elle est fortement accentuée, elle va jusqu'au détachement de l'insertion irienne.

» Je répète, dans les différents méridiens, cette manœuvre, de façon à faire cinq à six ponctions scléro-cyclo-iriennes.

» Des hémorragies de la chambre antérieure sont une conséquence fréquente de cette intervention.

» Instillations d'ésérine, puis léger bandeau compressif ».

On peut répéter l'intervention au bout d'un ou deux mois,
si on le juge nécessaire.

Du 9 juin 1894 au 7 avril 1897, Chibret a pratiqué cette ponction sur 21 yeux, dans divers cas de glaucome chronique, subaigu, symptomatique, etc. Les résultats ont été satisfaisants.

« A l'avenir et à l'expérience, dit-il, de décider dans quelle
mesure ce moyen doit supplanter l'iridectomie, s'y ajouter quand
elle est devenue insuffisante, la précéder quand elle peut offrir
du danger ».

CHAPITRE II

Procédés mixtes (scléro-iridectomies).

La sclérotomie, avons-nous vu, prédispose fréquemment au prolapsus de l'iris, qui est parfois très difficile à réduire. Aussi, est-on obligé, dans ces cas, d'exciser la portion herniée. Cette excision irienne, d'abord faite secondairement pour remédier à cet inconvénient opératoire, a été ultérieurement conseillée d'emblée après la sclérotomie. D'où une série de procédés nouveaux que nous allons passer en revue.

Scléro-iridectomie de Terson père [1]. — Ce n'est pas autre chose que l'excision d'un prolapsus irien dans une sclérotomie classique.

Terson, ayant eu, à la suite d'une sclérotomie, une hernie de l'iris, fit l'excision de ce prolapsus irréductible. Le résultat fut excellent d'abord. Depuis, il a systématisé ce procédé, qu'il n'employait autrefois qu'accidentellement, et en a réglé la marche opératoire, qui est exposée tout au long dans la thèse d'un de ses élèves [2].

On pratique tout d'abord une sclérotomie par le procédé de De Wecker, non plus franchement en haut, mais en haut et en dehors, ou en haut et en dedans, de façon à sectionner la cornée plus en haut que par côté, et de façon aussi à placer convenablement l'excision irienne.

[1] Terson ; Société française d'ophtalmologie, 1885, pag. 52.
[2] Laffon ; thèse Bordeaux, 1884-1885.

« Cela fait, dit Terson, j'accomplis quelques mouvements lents de va-et-vient, comme pour la sclérotomie ordinaire, mais en ayant soin de relever le manche du couteau, pour élargir la plaie de la ponction. Il en résulte deux plaies séparées par un pont de tissu scléro-conjonctival : la plus externe, plus large que l'autre et au travers de laquelle on peut aller saisir l'iris. Si la conjonctive qui recouvre le pont scléral gêne, au moment de l'excision de l'iris, on peut l'inciser. On rabat alors ce lambeau conjonctival sur la cornée et on va saisir l'iris ».

Cette opération a la prétention de présenter tous les avantages de l'iridectomie et de la sclérotomie et de ne pas en offrir les inconvénients.

Il se formerait au niveau du lambeau conjonctival une trans-sudation facile de l'humeur aqueuse.

Quant au pont scléro-conjonctival, « il fournit contre la pression intra-oculaire un soutien véritable, qui, en rendant impossible une détente trop brusque de l'œil, permet d'éviter la subluxation du cristallin et l'hémorragie intra-oculaire. La scléro-iridectomie sera indiquée, quand on se trouvera en présence de symptômes prodromiques ou accusés de glaucome suraigu et dans le glaucome chronique à tendance irritative, dite inflammatoire (Laffon)[1].

Terson a publié des résultats durables obtenus à la suite de cette opération, qui serait surtout indiquée dans les cas où l'on rencontre des difficultés ou des contre-indications à l'exécution d'une large iridectomie et où cependant la sclérotomie n'est pas suffisante.

Sclérotomie et Iridectomie préliminaire de Mules[2]. — Mules pratiquait une petite iridectomie à la pique et au crochet de

[1] Laffon; loc. cit.
[2] Mules; Ophtalmic Review, 1884, pag. 129.

Tyrrel ; le prolapsus irien n'étant plus à craindre, il faisait une large sclérotomie sans laisser de pont scléro-cornéen.

Drainage de la chambre postérieure ou scléro-iritomie de Nicati[1]. — En 1881, Nicati avait conseillé la sclérotomie équatoriale transverse, opération qui ne lui donna pas tous les résultats qu'il en espérait. Aussi, en 1891, proposa-t-il de la remplacer par la scléro-iritomie, dont voici le manuel opératoire :

« Un large pli conjonctival étant saisi au-dessus de la cornée, un couteau triangulaire est introduit sous ce pli tangentiellement à la cornée. La lame, contre l'œil, sectionne de dehors en dedans. Au moment de la section de l'iris, du sang apparaît dans la chambre antérieure.

» Cette opération est indiquée dans toutes les formes du glaucome, mais surtout dans celui qui est « consécutif aux nécroses de la cornée, où l'iris forme lui-même partie intégrante de la cicatrice et où se développe, nécessairement, le staphylôme antérieur ».

Nicati a fait cette scléro-iritomie dans 7 cas, mais sur des yeux sans acuité visuelle et, ajoute-t-il, « il ne s'agit point encore de détrôner la scléro-iridectomie dans les cas où elle est possible, mais bien de sauver des yeux que l'iridectomie ne peut atteindre ».

En 1893[2], il revient de nouveau sur la scléro-iritomie avec une statistique de 57 cas, et il conclut que la scléro-iritomie normale (par rapport aux sclériritomies obliques qui doivent être expérimentées) ne donne que des résultats médiocres dans le glaucome primitif, mais mérite une place importante dans certains glaucomes secondaires. « La cause de cette infériorité, dit-il, réside en

[1] Nicati ; Associat. française pour l'avancement des Sciences, session de Marseille, septembre 1891.

[2] *Id.* Ann. ocul., tom. CX, 1893.

C.   4

premier lieu dans l'hyphœma, qui ne peut pas être surement évité, même avec les petites incisions ; en second lieu dans la normalité de la section. La section tend, en effet, à se cicatriser entièrement sans laisser aucune trace de fistule curative.

Une bonne sclérotomie doit être, non pas normale, mais oblique au plan de la sclérotique. La normalité de la section empêche les bords de la plaie de s'écarter sous la pression de l'humeur ». Aussi, voici la nouvelle opération qu'il conseille :

Nouvelle sclériritomie de Nicati[1]. — Elle se pratique au moyen d'un couteau de De Græfe avec ou sans fixation du globe oculaire : Premier temps (introduction) : la lame, tranchant dirigé en bas, est introduite à travers la scléro-cornée, dans l'encognure inférieure de la chambre antérieure, conduite parallèlement à l'iris en direction horizontale, et poussée ensuite de manière à transpercer une seconde fois la sclérotique et à la dépasser d'un centimètre.

» Ce premier temps est conforme au premier temps de la sclérotomie, d'après De Wecker.

» Deuxième temps (rotation) : Faisant alors tourner la lame sur son axe d'un quart de tour, on l'amène en position perpendiculaire à l'iris, avec lequel son tranchant prend contact. Par ce même mouvement, on fait à la sclérotique une incision perpendiculaire à celle du premier temps. L'humeur aqueuse se vide à ce moment.

» Troisième temps (sortie) : D'un mouvement rapide, on retire la lame suivant le plan même de la deuxième position. Ce faisant, l'iris est sectionné à son point d'attache suivant toute la longueur du contact. »

Cette opération donne une plaie scléroticale facilement béante. En outre, en sectionnant « sur une large étendue les nerfs de l'iris, elle constitue une névrotomie irienne capable de réduire

[1] Nicati ; Revue générale d'opht., 1891, tom. XIII, pag. 8.

les excitations sécrétoires venant de cet organe par voie réflexe ».

D'après Nicati, ce serait l'opération de choix du glaucome spontané.

Irido-sclérotomie de Knies[1]. — En 1893, Knies proposa un nouveau traitement du glaucome : il pratique une section périphérique de la cornée, en comprenant l'iris dans sa section.

Ce n'est là qu'une variété de sclérotomie, que son auteur recommande surtout dans les formes aiguës du glaucome, et grâce à laquelle il prétend éviter la hernie de l'iris.

Cette opération expose fréquemment à la blessure du cristallin.

Irido-sclérotomie de Panas[2]. — L'incision simultanée de l'iris près de son insertion au cours de la sclérotomie, c'est-à-dire l'irido-sclérotomie, n'avait nullement besoin d'être à nouveau découverte par Knies. Dix ans auparavant, Panas l'avait déjà pratiquée. Seulement il la réservait à certains cas particuliers du glaucome secondaire, tandis que Knies cherche à la substituer dans le traitement du glaucome primitif.

De même, *Abadie*[3] l'avait indiquée dans le traitement du staphylôme partiel et progressif sous le nom de *staphylotomie* ; « Avec un couteau de De Graefe, dit-il, je ponctionne la cornée vers la limite du staphylôme, du côté où cette membrane est encore conservée. Si à ce niveau il n'y a pas de chambre antérieure, je traverse l'iris et je glisse le couteau dans la chambre postérieure, devenue très profonde, en raison de la projection de l'iris en avant ; je fais une contre-ponction un peu en dehors des limites du staphylôme, et alors, par des mouvements de va-et-

[1] Knies ; Congrès de Heidelberg, 1893, pag. 168.
[2] Panas ; Archives d'ophtalmologie, 1884, pag. 481.
[3] Abadie ; Annales d'oculistique, 1885, tom. XLIII, pag. 5.

vient du couteau, je sectionne toute la base du staphylôme en
me tenant à la limite de la cornée et de la sclérotique. Au
moment d'achever la section, je ménage un tout petit lambeau
cornéen très mince presque conjonctival, comme dans la sclérotomie, de façon à ne pas avoir une ouverture trop béante si le
staphylôme est trop volumineux ».

Quant au procédé de Panas, le voici décrit par l'auteur:

« J'introduis, dit Panas, le couteau de Graefe, tenu horizon-
talement, à 1 millim. derrière le bord transparent de la cornée,
à égale distance du centre et de la demi-circonférence inférieure
de cette membrane. Je pousse la pointe obliquement en avant,
de façon à la faire saillir vers la périphérie de la chambre antérieure. Une fois la pointe du couteau devenue apparente, je
pousse l'instrument directement du dehors en dedans, derrière
l'iris accolé à la cornée. Après avoir parcouru un chemin rec-
tiligne de 8 à 10 millim., je ramène encore la pointe du couteau
vers la chambre antérieure pour sortir définitivement à 1 millim.
derrière le bord transparent de la cornée.

Une fois la transfixion de l'œil faite, je continue à sectionner le
limbe scléro-cornéen en bas, dans l'étendue de 3 à 4 millim. de
chaque côté, de façon à ne laisser subsister qu'un pont médian
de cornée, de 2 ou 3 millim. de large.

» Le dernier temps de l'opération consiste, pendant que je
retire le couteau de l'œil, à tourner le tranchant en avant et à
sectionner le pont restant d'iris. On y arrive en appuyant légèrement la pointe du couteau contre la face postérieure de la
cornée, et l'on est sûr d'avoir réussi en voyant l'iris remonter,
et une boutonnière transversale marquer le passage de l'instrument tranchant.»

Sclérotomie combinée de De Wecker [1]. — « L'idéal d'une opération antiglaucomateuse, dit-il, réside évidemment dans une

[1] De Wecker ; Annales d'oculistique, 1894, tom. CXII, pag. 257.

large incision sclérale combinée à une iridodialyse courant le long de la cicatrice établie dans le tissu trabéculaire péricornéen, Aussi conseille-t-il la sclérotomie combinée, qu'il exécute de la façon suivante :

» Après avoir bien ésériné l'œil et instillé seulement deux fois, avant l'opération, une goutte d'une solution de cocaïne à 2 0/0, j'enfonce mon couteau à arrêt, large de 6 millim. jusqu'à l'arrêt, en pénétrant à 1 millim. du bord transparent de la cornée. D'ordinaire, je choisis pour point de pénétration le prolongement du diamètre vertical.»

«Ayant laissé écouler très lentement l'humeur aqueuse, pour éviter sur l'œil ésériné tout prolapsus, j'introduis dans la plaie de très fines pinces à iridectomie, dont les branches sont soigneusement arrondies à leur extrémité convexe pour ne présenter aucune aspérité. Dès que l'extrémité des branches fermées est apparue à 2 millimètres de distance du bord de la cornée, dans la chambre antérieure, j'ouvre les pinces, je saisis l'iris près de sa périphérie, et *je repousse très doucement la partie saisie le long de la surface postérieure de la cornée vers le centre cornéen* jusqu'à ce que le bord adhérent de l'iris soit détaché dans une étendue de 6 à 8 millimètres. Une assez abondante hémorragie annonce d'ordinaire le détachement, et, le champ opératoire pouvant alors être masqué par le sang, il ne faut pas oublier que, *à l'encontre de ce qu'on a l'habitude de faire*, on *doit retirer les pinces ouvertes.*

»Si l'on négligeait cette précaution, chose facile lorsqu'on n'a pas encore pratiqué cette opération, on ramènerait forcément l'iris vers la section. Cet inconvénient sera sûrement évité, *en laissant un instant les pinces ouvertes dans la plaie.*

»Cette manœuvre aura le double avantage de faciliter l'écoulement du sang et de s'opposer à la projection de l'iris détaché.

»Une instillation d'ésérine termine l'opération, aussi facile dans son exécution qu'inoffensive dans ses suites.»

Dans ce procédé, la chambre postérieure est ainsi mise directement en rapport avec la cicatrisation à filtration.

Scléro-Iritomie de Pflüger[1]. — En 1896, Pflüger a conseillé une nouvelle scléro-iritomie, qui consiste à exciser, après sclérotomie préalable, un pli de l'iris en direction équatoriale, en atteignant la racine de cette membrane.

Cette opération ne compromet pas, d'après l'auteur, le fonctionnement du sphincter irien, n'empêche pas l'action des myotiques et ne favorise pas la tendance, déjà spontanée de cette maladie, à la dilatation de la pupille.

Tous ces procédés mixtes se ressemblent et n'ont guère été employés que par leurs auteurs. En combinant ainsi l'iridectomie et la sclérotomie, on n'est nullement arrivé à associer les avantages de ces deux opérations, tout au contraire.

[1] Pflüger ; Archivio de ottalmologia, 1896, vol. I, fasc. 10.

CHAPITRE III

**Ponction de la chambre antérieure. — Section du
muscle ciliaire ou cyclotomie. — Sections et ligatures
artérielles. — Élongation ou arrachement du nerf
nasal externe. — Section du sympathique cervical,
sympathectomie ou sympathicotomie. — Drainage
oculaire.**

Ponction de la chambre antérieure. — C'est là une très vieille
opération que Desmarres employait fréquemment, quoique la
jugeant inférieure à la ponction équatoriale.

D'une exécution des plus simples, elle n'est indiquée que dans
un cas pressé pour diminuer momentanément une tension exagérée, mais elle est incapable de donner des résultats durables.
La cicatrisation est trop rapide.

Aussi Sperino, de Turin, a-t-il conseillé des paracenthèses
répétées, si l'on veut aboutir à quelques résultats.

Cyclotomie ou section du muscle ciliaire. — Hancock[1], croyant
que le glaucome était la conséquence de la contraction du muscle ciliaire, conseilla contre cette affection l'incision de ce muscle.

Voici comment il décrivait son opération :

«J'introduis un couteau à cataracte à la partie inférieure et
externe du bord de la cornée, à l'union de cette membrane avec

[1] Hancock ; The Lancet, 25 février 1860.

la sclérotique ; la pointe du couteau est poussée d'avant en arrière et de haut en bas, jusqu'à ce que les fibres de la sclérotique soient divisées obliquement dans une étendue d'environ un huitième de pouce. On divise ainsi le muscle ciliaire et le sang s'écoule le long de la lame du couteau.»

D'après l'auteur, voici quels devaient être les avantages de la cyclotomie.

1° Elle ne présente pas les inconvénients de l'iridectomie (difformité, impossibilité de l'adaptation à la vision des objets rapprochés).

2° Elle supprime la douleur en diminuant la tension et la compression que subissaient les nerfs par la contraction exagérée du muscle ciliaire.

3° Par l'émission sanguine, elle facilite la circulation dans les vaisseaux choroïdiens.

4° Le siège et la direction oblique de l'incision assurent l'écoulement du sang au dehors.

5° N'expose pas la blessure du cristallin.

C'est dans le glaucome aigu que Hancock la conseillait surtout.

Cette opération est actuellement abandonnée.

Notons que l'opération de Hancock a été répétée par Blumstead [1], Vose Solomon [2], Serres [3] (d'Alais). — D'autres auteurs, Knapp [4], Rosebrugh [5], Ricci [6], ont à leur tour discuté cette intervention.

A la même époque, *Heiberg* (de Christiania [7]) se vantait de pou-

---

[1] Blumstead ; Ann, med. Times, 14 avril 1861.

[2] Vose Solomon ; Med. Times and Gazette, janvier, février, mars 1861.
    Med. Times and Gaz., janvier 1862.
    British. med. journ., janvier septembre, 1864.

[3] Serres ; Bul. de thérap., 30 novembre. — Gaz. des hôp., n° 31, 1861.

[4] Knapp ; Heidelb., Verhandl., tom. III, pag. 155, 1864.

[5] Rosebrugh ; Ann. med. Times, juillet 1861.

[6] Ricci ; Dub. med. journ., février, pag. 62.

[7] Heiberg ; Lettre du professeur Heiberg ; Traité d'opht. de Wecker et Landolt, 1886, tom. II, pag. 697.

voir sectionner les fibres circulaires sans les fibres radiées du muscle ciliaire, en donnant, dans chaque cas, une direction particulière à son aiguille. Il exécutait la première opération, dans le traitement de la myopie, la deuxième pour combattre le glaucome et l'hydropisie de l'œil.

Sections artérielles. Ligatures artérielles. — L'idée des émissions sanguines n'est pas récente. Les anciens auteurs préconisaient, contre les douleurs orbitaires, l'ouverture des veines du front et des tempes, et même celle des « angles des yeux ».

A.-C. Heyl (de Philadelphie [1]) a recommandé ces sections artérielles dans les cas non guéris, ni par l'iridectomie, ni par la sclérotomie.

Voici comment il procède : Il lie l'artère frontale, puis il ouvre l'artère sous-orbitaire, qu'il lie quand une certaine quantité de sang s'est écoulée.

Sous [2], dans quelques cas (glaucome hémorragique), a, paraît-il, obtenu de bons résultats, en faisant sur la queue du sourcil une incision parallèle au rebord orbitaire, d'une étendue d'un demi-centim. On laisse écouler environ une cuillerée à café de sang et l'on suture.

Dans un journal de la Californie a paru, il y a quelques années, un article dans lequel l'auteur recommandait, pour guérir le glaucome, *de lier la carotide* (!).

C'est pousser un peu trop loin l'audace chirurgicale.

Élongation ou arrachement du nerf nasal externe. — L'opération que *Badal* [3] proposa en 1882 était originale par son manuel opératoire et surtout par l'idée directrice. Elle s'appuyait en effet sur un point nouveau : l'influence du système nerveux sur la production du glaucome.

[1] A. C. Heyl ; Transact., of the Americ. Ophtalm. soc., 1883.
[2] Sous ; Soc. de méd. et de Chir. de Bordeaux, avril 1893.
[3] Badal ; Ann. d'ocul., 1882, tom. LXXXVIII, pag. 89.

Badal eut l'idée d'agir sur les branches du trijumeau, en s'atta-
quant à la branche externe du nerf nasal. Il conseilla d'abord l'élongation ou l'arrachement du nasal externe contre les douleurs
ciliaires, puis il étendit l'emploi de cette opération au glaucome[1].
Mais les résultats ont été divers. Badal lui-même en convient :
« On devait s'attendre, dit-il, à ce qu'une opération, n'intéressant pas la coque oculaire, n'amènerait pas un rapide abaissement de la tension de l'œil. Et, en effet, il faut reconnaître que,
sous ce rapport, l'arrachement du nasal est inférieur à la sclérotomie et à l'iridectomie ».

Voici le manuel opératoire indiqué par Badal :

« Une incision courbe, correspondant à la partie interne et
supérieure du rebord orbitaire, allant du tendon de l'orbiculaire
au voisinage de l'échancrure sus-orbitaire, sur une étendue de
2 centim. à peine, suffit pour arriver facilement sur le tronc
nerveux.

» Les téguments divisés, on remplace le bistouri par une petite
sonde cannelée, car le nasal est grêle et superficiel. Une légère
traction suffit à le rompre, ce qui, du reste, est sans importance, lorsque cette rupture est le fait de l'élongation, celle-ci
n'en devant pas moins produire en pareil cas ses effets habituels.
La plaie sera réunie par quelques points de suture. La perte de
sang est insignifiante ».

Plus tard, Badal a rendu son opération plus rapide.

Reconnaissant qu'il n'est pas toujours aisé d'isoler les filets
nerveux, de l'artériole et de la veinule qu'ils accompagnent, il
saisit avec un crochet à strabisme tout ce qu'il rencontre sur le
périoste, c'est-à-dire le paquet vasculo-nerveux, et l'arrache
complètement.

Abadie [2] se montre en partie partisan de cette opération, mais

[1] Badal ; Ann. d'ocul., 1883, tom. XC, pag. 89.
[2] Abadie ; Ann. d'ocul., 1883.

dit-il, « l'élongation seule est peut-être insuffisante pour modifier la tension intra-oculaire, et elle doit être combinée à l'iridectomie ou à la sclérotomie, ces dernières opérations étant faites soit avant, soit pendant, soit après l'élongation ».

Il l'a surtout employée contre les douleurs ciliaires [1].

D'après *Trousseau* [2], c'est là une opération sans gravité et très simple, qui, en cas d'insuccès, laisse le champ libre aux opérations qui doivent être directement appliquées sur le globe oculaire.

Selon nous, l'élongation et l'arrachement du nasal sont bien capables de calmer des névralgies, mais elles ne peuvent être considérées comme des opérations antiglaucomateuses proprement dites.

Quant au mode d'action de l'élongation, il est encore à démontrer.

Le trijumeau semble agir nettement sur les sécrétions et la nutrition du globe, et, par suite, le nerf nasal, d'où émanent les filets nerveux qui se distribuent au globe, soit directement, soit par l'intermédiaire du ganglion ophtalmique, semble, à priori, devoir être celui des nerfs de l'orbite dont l'élongation donnera les meilleurs résultats.

D'après *Indovina* [3], l'arrachement du nerf nasal agirait par la vaso-constriction qu'amène dans l'œil la section de la 5ᵐᵉ paire.

Section du Sympathique Cervical. — *Sympathectomie ou Sympathicotomie.* — En 1897, *Jonnesco* [4] fit part d'une opération nouvelle qu'il venait d'exécuter plusieurs fois dans des cas de goitre exophtalmique et d'épilepsie essentielle : *la Résection totale et Bilatérale du Sympathique Cervical.*

[1] Abadie ; Ann. d'ocul., 1888, tom. XCIX, pag. 231.

[2] Trousseau ; Th., Paris, 1883.

[3] Indovina ; Archivio de ottalmologia, vol. I, fasc. 7 et 8, 1896.

[4] Jonnesco ; Ann. d'ocul., 1897, tom. XVII, pag. 161.

En 1889, Alexander avait déjà pratiqué la résection bilatérale et complète du ganglion cervical supérieur.

Jaboulay (de Lyon) [1] avait fait en 1895 la section du sympathique cervical chez un épileptique, dans le but de modifier la circulation générale.

En 1896, le même chirurgien avait pratiqué, dans un cas de goitre exophtalmique, l'isolement du ganglion moyen.

Mais personne, avant Jonnesco, n'avait pratiqué la résection totale et bilatérale du sympathique cervical.

Les résultats, tant opératoires que thérapeutiques, furent encourageants.

De cette nouvelle opération devaient découler de nouvelles indications.

En effet, dans certaines formes de glaucome chronique simple, « qui, malgré l'iridectomie, la sclérotomie, et l'emploi régulier des myotiques, continuent leur marche », *Abadie* [2] conseilla *la section du sympathique cervical.*

« On pourrait, dit-il, agir sur les nerfs vaso-dilatateurs de l'œil en coupant le tronc du sympathique cervical qui les renferme, comme on le fait dans le goitre exophtalmique. D'ores et déjà, je crois devoir prédire que la section du sympathique cervical jouera bientôt un grand rôle en ophtalmologie.

» L'excision du ganglion ophtalmique donnerait aussi probablement de bons résultats. Mais cette opération ne paraît guère pratique en raison de la petitesse de ce ganglion, perdu au milieu de la graisse de l'orbite, et aussi de la difficulté très grande d'éviter la section des artères ciliaires et de l'artère centrale de la rétine. On pourrait néanmoins la tenter à la place de l'énucléation dans les cas de glaucome douloureux avec perte de la vision. »

[1] Jaboulay; Lyon médical, nos 12, 22, 30, 31.
[2] Abadie; Arch d'ophtalm., 1897, tom. XVII, pag. 375.

Cette intervention est basée sur l'origine nerveuse du glaucome.

« L'opinion d'une origine nerveuse, dit Abadie [1], a bien déjà été émise, mais jusqu'ici c'est à la cinquième paire qu'on a attribué une action prépondérante.

» Les découvertes récentes sur l'anatomie et la physiologie du système nerveux doivent enlever au trijumeau un rôle qui ne lui appartient pas. C'est un nerf purement sensitif, exclusivement chargé de transmettre aux centres les impressions périphériques. Il est centripète et non centrifuge.

» L'influence trophique qu'on lui avait reconnue jusqu'ici dans la nutrition de l'œil, doit être rapportée aux filets du sympathique qui l'accompagnent et entrent ensuite dans la constitution des nerfs ciliaires. Si l'on répète, en effet, l'expérience classique de Magendie et de Snellen, la section intra-cranienne du trijumeau, dans le but de déterminer des troubles trophiques de la cornée, ces troubles ne se manifestent plus, ou sont enrayés dans leur développement, quand on coupe simultanément le sympathique cervical du même côté. Ces faits ont été bien mis en lumière par les travaux de M. Spallita. [2]

» La même chose a lieu en chirurgie, où l'ablation du ganglion de Gasser n'est presque jamais suivie de complications oculaires [3]. C'est aux filets du sympathique qui longent ce tronc nerveux dans le crâne, pour se rendre ensuite à l'œil par l'intermédiaire des nerfs ciliaires, qu'il faut attribuer le rôle principal dans ces troubles nutritifs de l'œil.

» Dans le glaucome, tout se comporte donc, comme s'il y avait une excitation, tantôt passagère, forme aiguë à crises;

[1] Abadie ; Arch. d'ophtalm., 1897, tom. XVII, pag. 375.
[2] Spallita ; Archivio de Ottalmologia, 1896, vol II.
[3] Krause ; Die Neurologie des Trigeminus nebst der Anatomie und Physiologie des Nerven.

tantôt permanente, forme chronique, des fibres vaso-dilatatrices des vaisseaux de l'œil.

Tel est le véritable point de départ de la maladie. Tous les autres symptômes et phénomènes morbides découlent de celui-là.

» L'augmentation de tension résulte de la réplétion sanguine exagérée des vaisseaux et peut-être aussi de l'hypersécrétion des liquides intra-oculaires, qui en est la conséquence. »

Jonnesco[1], à son tour, dans deux communications à l'Académie de Médecine, s'appuie sur des considérations physiologiques et cliniques pour prouver l'efficacité de la sympathectomie contre le glaucome en général, et celui subaigu et chronique simple en particulier.

Pour lui, le glaucome dériverait de l'hypersécrétion des liquides intra-oculaires, d'où hypertonie du globe, sous l'influence d'une excitation des vaso-moteurs sympathiques.

Or, comme la section et mieux encore la résection du cordon cervical du grand sympathique, a pour effet, ainsi que Wagner[2] l'a constaté le premier, de faire baisser la tension intra-oculaire, en même temps que la pupille devient myotique, Jonnesco pense qu'il s'agit là d'une méthode opératoire antiglaucomateuse excellente et relate à l'appui sept observations qui lui semblent concluantes.

Au lieu de pratiquer la section totale de tout le sympathique cervical, il conseille l'extirpation du ganglion cervical supérieur seulement.

Depuis, de nouvelles observations ont été apportées en faveur de cette intervention.

Dans la séance du 4 janvier 1898, à la Société d'ophtalmologie de Paris, Abadie a rapporté l'observation d'un malade atteint

---

[1] Jonnesco ; Communication à l'Académie de Méd., 19 octobre 1897, 19 avril 1898.

[2] Wagner ; Arch. für opht , 1865, tom. XII; 2, pag. 1.

de glaucome chronique simple, à qui M. Gérard-Marchand avait
enlevé, le 5 décembre 1897, le ganglion cervical supérieur de
chaque côté : « La tension intra-oculaire, dit M. Abadie, s'est
aussitôt abaissée, jusqu'à la normale, et, depuis, bien qu'on ait
cessé les instillations d'ésérine et de pilocarpine, elle ne s'est pas
relevée. Il est donc permis d'espérer que le glaucome chronique
simple, affection jusqu'ici incurable, pourra être guéri par
l'ablation du ganglion cervical supérieur, d'où émanent les vaso-
dilatateurs de l'œil ».

Enfin, tout récemment, Demicheri [1] a cité trois cas dans lesquels on a extirpé tout le sympathique cervical. « Dans deux de
ces cas, dit-il, le résultat a été vraiment surprenant. Des malades presque aveugles ont recouvré une vision à peu près normale (2/3), et le champ visuel, augmenté dans tous les cas, est
devenu normal, dans un cas ».

Comment agirait le sympathique dans tous ces cas?

Les expériences physiologiques tendent à démontrer que la
section du sympathique diminue la tension intra-oculaire, tandis
que son excitation augmente cette tension. La diminution de la
tension oculaire et le myosis peuvent être des raisons mécani-
ques suffisantes pour obtenir des améliorations notables.

Mais, ce qui est plus difficile à expliquer, c'est le mécanisme
par lequel la section du sympathique cervical occasionne l'hypotonie oculaire.

Si la section du sympathique ne peut modifier l'excrétion de
l'humeur aqueuse, elle pourrait peut-être avoir une influence sur
la tension intra-oculaire en diminuant sa sécrétion. De telle sorte
qu'il y aurait régularisation du courant intra-oculaire, sans stagnation de l'humeur aqueuse, stagnation qui peut devenir l'origine d'altérations et d'irritations spéciales (Panas, Rochon-Duvigneaud) [2].

[1] Demicheri ; Ann. d'ocul., mars 1899, pag. 188.
[2] Panas et Rochon-Duvigneaud ; Recherches sur le glaucome, Paris 1898.

En ce qui concerne le côté physiologique de la question, bien des objections se présentent à l'esprit.

Voici ce que dit Panas [1], à ce sujet :

« L'hypotonie résultant de l'ablation du cervical est réelle, ainsi que nous avons eu l'occasion de le constater à nouveau sur le lapin, où, avec le tonomètre de Nicati, nous avons trouvé 13 millimètres de pression sur l'œil énervé, et 22 sur celui non énervé. Mais cette hypotonie est temporaire, et, au bout d'un temps relativement court, le tonus remonte, et seul le myosis de la pupille peut subsister. Tout dernièrement, chez un malade ayant subi, dans une autre clinique, trois mois auparavant, une double excision des cordons sympathiques cervicaux pour glaucome chronique simple typique, avec excavation cupuliforme des papilles, nous avons constaté que non seulement la vision avait continué à décliner, mais que l'un des yeux, de consistance normale avant l'opération, était devenu manifestement dur, en même temps que plus amblyope et à champ visuel plus rétréci. C'est, du reste, ce qui résulte nettement du passage suivant, que nous empruntons à M. Jaboulay, à propos du goître exophtalmique (*France méd.*, 1897, p. 5) :

«Les effets de la sympathicotomie ne durent souvent que deux à trois mois ; au bout de ce temps, une suppléance s'établit par les cordons sympathiques annexés au trijumeau et au pneumogastrique, et l'on peut observer des récidives.» Je crois que Jonnesco a de la tendance à exonérer de ce reproche l'excision bilatérale du sympathique, mais le fait clinique cité plus haut, et qui très probablement n'est pas le seul, contredit cette façon de voir.

»La théorie hypersécrétoire du glaucome, fondée par de Graefe, est loin d'être admise de nos jours, depuis qu'il a été démontré que, dans la plupart des cas, il s'agit conjointement d'une aug-

[1] Panas ; Archives d'opht., 1898, tom. XVIII, pag. 448.

mentation du contenu de l'œil par suite de l'obstruction cicatricielle de l'angle iridien de filtration, au moins en ce qui concerne
le glaucome confirmé.

»On ne comprend pas, dès lors, quel effet pourrait exercer
contre cette obstruction l'incision du sympathique cervical.»

Que dirons-nous de cette opération ? Elle est encore de date
trop récente pour qu'elle puisse être appréciée à sa juste valeur.
A en juger d'après les quelques rares observations que nous possédons, elle nous paraît pouvoir être utile dans certains cas.

Toutefois, nous ne croyons pas qu'elle puisse entrer dans la
pratique courante. Elle n'est nullement à la portée de tous les
praticiens. C'est, en outre, une opération fort pénible, laissant
des cicatrices défigurantes et d'un manuel opératoire relativement
compliqué.

Manuel opératoire. — Le voici minutieusement décrit par
Jonnesco[1].

1° *Incision cutanée.* — Elle commence derrière le bord postérieur de l'apophyse mastoïde et se prolonge le long du bord postérieur du sterno-mastoïdien, descendant sur la face antérieure
de la clavicule. Une fois la peau coupée, on tombe sur le muscle
peaucier qu'on sectionne ; au-dessous de ce muscle et vers le
tiers inférieur de l'incision, on trouve la veine jugulaire externe
et des branches du plexus superficiel. Après avoir placé deux
ligatures sur cette veine, on la sectionne, ainsi que les branches
nerveuses dont je viens de parler ;

2° *Dégagement du bord postérieur du sterno-mastoïdien* —
Pour pouvoir accomplir ce temps, on est forcé, malgré ce qu'a
prétendu Alexander, de sectionner les branches du plexus cer-

[1] Jonnesco ; Ann. d'ocul., 1897, tom. CXVII, pag. 164.

vical et la branche externe du spinal, section qui n'a présenté dans aucun cas un inconvénient quelconque. Cela fait, avec la sonde cannelée, ou mieux avec les doigts, on déchire le tissu cellulaire, le long du bord postérieur du sterno-mastoïdien. Cela est facile, au niveau de la moitié inférieure du champ opératoire, mais assez difficile dans sa moitié supérieure. Aussi à ce niveau, on est forcé d'employer souvent le bistouri.

Vers l'extrémité inférieure de l'incision, près de la clavicule, on rencontre le muscle omo-hyoïdien ; le plus souvent, il suffit de le confier à un écarteur ; quelquefois pourtant, on peut être amené à le sectionner pour se donner plus de jour. Une fois le muscle sterno-mastoïdien bien dégagé, on applique deux écarteurs Farabeuf, un à l'extrémité supérieure, l'autre à l'extrémité inférieure de l'incision, écarteurs qui soulèvent et attirent en dedans le muscle sterno-mastoïdien.

3° *Recherche du tronc sympathique.* — C'est vers la partie moyenne du champ opératoire qu'on doit chercher le tronc nerveux. Là, le muscle sterno-mastoïdien et les vaisseaux du cou se détachent plus facilement des muscles pré-vertébraux. Les écarteurs, fortement tirés par l'aide, ramènent en avant et en dedans, aussi bien le muscle sterno-mastoïdien que les vaisseaux du cou et le pneumogastrique. Souvent, dans 8 cas sur 12, le tronc sympathique est soulevé par les écarteurs et se trouve inclus dans l'épaisseur de la paroi postérieure de la gaine des vaisseaux du cou. Dans quelques cas, 4 sur 12, ce tronc reste contre la colonne vertébrale, dans l'épaisseur de l'aponévrose prévertébrale.

Dans le premier cas, on cherchera le tronc nerveux dans le paquet soulevé par les écarteurs ; dans le deuxième cas, on le cherchera sur la paroi vertébrale. Dans ce cas, comme dans l'autre, un coup de sonde cannelée suffira le plus souvent pour détruire la gaine aponévrotique du tronc nerveux et permettra de reconnaître ce dernier. Du reste il est très facile de distinguer ce nerf de ceux qui l'entourent. On ne le confondra pas avec le pneumogastrique, alors que les deux nerfs sont accolés, pas plus qu'on ne le confondra avec le phréni que, quand le sympathique est resté contre la colonne vertébrale. Une fois le tronc trouvé et dégagé sur une certaine étendue, on procède au *dégagement du ganglion cervical supérieur*, qui constitue le quatrième temps opératoire :

4° Prenant avec une pince à dents le tronc nerveux, on dila-cère le tissu cellulaire qui l'entoure, de bas en haut, montant, peu à peu, vers la base du crâne. On arrive ainsi jusqu'au ganglion cervical supérieur, qui se fait remarquer par ses dimensions et on remonte vers l'extrémité supérieure de ce ganglion, en séparant sa face antérieure de la jugulaire, du nerf phrénique et de la carotide, séparation qui est généralement facile.

Après l'avoir dégagé ainsi, en avant, on procède de la même façon sur sa face profonde, en remontant le plus haut possible. Il ne faut pas craindre de pincer fortement l'extrémité inférieure de ce ganglion, pendant ces manœuvres de détachement, car il est très résistant, et il ne cédera jamais à la pince qui le tire. Souvent ce temps est difficile, parce que la plaie musculaire n'est pas assez étendue pour permettre de dégager le ganglion jusqu'à son extrémité supérieure. Aussi, il ne faut pas craindre de sec-tionner, au ciseau ou au bistouri, les faisceaux occipitaux du sterno-mastoïdien, pour pouvoir élargir son champ opératoire qu'on a créé entre le splénius, d'un côté, et le sterno-mastoïdien ainsi sectionné, de l'autre.

De plus, l'écarteur doit être placé très haut, dans l'angle supérieur de la plaie, et de telle façon qu'il soulève, plutôt qu'il n'attire, en dedans le sterno-mastoïdien et le paquet vasculo-nerveux du cou. Malgré toutes ces précautions, quelquefois, il est encore difficile, sinon impossible, de dégager à la sonde can-nelée le ganglion cervical dans toute son étendue. Aussi, il faut compléter ce dégagement à l'aide de l'index droit, qui passe au-dessus et au-dessous du ganglion, allant jusqu'à la base du crâne. Alors seulement qu'on est sûr d'avoir ainsi complétement dégagé le ganglion des nerfs et des vaisseaux qui l'entourent, il faut procéder à sa complète libération. Pour cela faire, à l'aide d'une paire de ciseaux très fins et en tirant fortement avec la pince l'extrémité inférieure du ganglion en haut, en dedans et au dehors, on sectionne les branches efférentes aussi bien que les branches afférentes du ganglion. Parmi ces dernières, je dois mentionner un gros, un très gros rameau même, venant du deuxième cervical. Malgré ses dimensions, il ne faut pas hésiter à le sectionner pour libérer complètement le ganglion. Ceci fait, et après s'être assuré que le ganglion est complètement libre, on coupe le cordon qui monte vers la base du crâne. Pour cela faire, et pour éviter toute blessure des nerfs qui l'entourent (pneumogastrique, glosso-pharyngien, grand hypoglosse spinal), la carotide interne et la jugulaire, il faut se munir de ciseaux courbes et fins, et pratiquer la section du cordon d'avant en arrière et de haut en bas. La libération et la résection du ganglion cervical supérieur terminées on procède à la *résection des ganglions moyens, inférieurs,* ce qui constitue le cinquième temps opératoire. Mais je dois noter quelques difficultés et incidents opératoires qu'on peut rencontrer dans la résection du ganglion cervical supérieur. Quelquefois on trouve une ou deux veinules qu'on sectionne forcément en voulant élargir le champ opératoire en haut, mais pouvant donner une hémorragie assez abondante parfois, qu'on arrête immédiatement par une ou deux pinces.

Jonnesco faisait autrefois la résection totale du sympathique cervical, mais il ne conseille plus maintenant que la résection du ganglion cervical supérieur. Aussi nous dispenserons-nous de décrire le manuel opératoire de la résection des ganglions cervicaux moyens et inférieurs.

Voici comment il termine l'opération.

« Un premier plan, à fils perdus, suture le bord postérieur du sterno-mastoïdien au splénius en haut, au tissu sous-cutané, dans le reste de la plaie. Ceci assure une hémostase parfaite. Puis on suture la plaie cutanée à l'aide de la suture intra-dermique. De cette façon, la cicatrice de cette énorme plaie devient presque invisible, et, au point de vue esthétique, les traces de l'opération sont presque nulles.

Quant au drainage, il est presque inutile; dans 2 cas seulement, et d'un seul côté, j'ai été forcé, à cause d'un léger suintement sanguin, de faire le drainage de M. Koulitch, dans un but hémostatique. La mèche, du reste a été enlevée le lendemain et le petit orifice s'est rapidement réuni.

Je dois dire que, si l'on doit drainer, la mèche doit être sortie non pas à l'extrémité inférieure de la plaie, sur la clavicule, mais un peu au-dessus de celle ci pour ne pas laisser l'os à nu.

Drainage oculaire. — Toutes les opérations dirigées contre le glaucome, y compris l'iridectomie et la sclérotomie classique, cherchent à réaliser la filtration temporaire.

Afin d'obtenir une filtration plus permanente, on a songé à faire un drainage oculaire.

Drainage oculaire de De Wecker[1]. — « Le glaucome, dit l'auteur, est l'expression du défaut d'équilibre entre la sécrétion et l'excrétion des liquides intra-oculaires avec augmentation du contenu et de la pression intra-oculaire. Si l'équilibre se rompt brusquement, il vient s'ajouter des symptômes d'inflammation et l'on est en présence d'un glaucome inflammatoire ».

De Wecker a donc été conduit, d'après ces idées, à employer le drainage oculaire dans certains cas de glaucome aigu, hémorragique et dans les cas où, après une iridectomie, la tension oculaire reste au-dessus de la normale.

[1] De Wecker ; Archiv. für Ophtalm., vol. XXII-IV, pag. 209, 1879.

Pour établir ce drainage, De Wecker se servait d'un fil d'or passé à travers la sclérotique, aussi près que possible de l'équateur de l'œil, de façon à constituer une anse dont les bouts réunis sont, avec quelques précautions, abandonnés sur le globe oculaire.

Cette opération n'a pas eu grand succès, et l'auteur lui-même l'a complétement abandonnée, car l'œil ne supporte pas très bien un corps étranger.

Trois fois, sur dix observations rapportées par Mme Ribard[1], et par Grizon[2], il fallut enlever l'anse à cause des accidents d'inflammation intra-oculaire qu'elle déterminait.

Paracentèses répétées avec fistule permanente. — Chibret[3] a essayé de diminuer la tension « en faisant une plaie cornéenne et en mettant cette plaie dans l'impossibilité de se réunir, par un procédé tel que l'*ouverture quotidienne de la plaie* ».

Pour cela, il fait dans les lames de la cornée une incision de 7mm, et à 2 ou 3mm du limbe cornéen externe, avec le couteau à arrêt de De Wecker.

Traitement du glaucome par la Création d'une fistule conjonctivale. Motais (d'Angers)[4] a employé le procédé suivant dans les cas où « une attaque de glaucome grave survient après une atrophie préalable de l'iris qui rend l'iridectomie impossible ».

« Le globe oculaire étant attiré en bas et en dedans avec une pince, ou la pique de Pamard appliquée au-dessus de la cornée, j'enfonce dans l'intervalle des tendons des muscles droits supérieurs et externes un couteau de De Graefe, à 4 ou 5mm en arrière de l'équateur de l'œil, à travers les membranes oculaires, jusque

[1] Mme Ribard ; Thèse, Paris, 1876, no 413.
[2] Grizon ; Thèse, Paris, 1877, no 9.
[3] Chibret ; Soc. fr. d'opht., février 1883.
[4] Motais ; Congrès d'opht. de Paris, 1887.

dans le vitré. Je pratique une incision de 6 à 8^{mm} d'arrière en avant ».

« Une certaine quantité d'humeur vitrée s'écoule ; j'enlève la pince ou la pique. Le parallélisme entre la plaie conjonctivale et la plaie scléroticale cesse lorsque la conjonctive n'est plus tiraillée. La plaie devient donc sous-conjonctivale. Dans le cas où la tension du globe est très élevée, les bords de la plaie demeurent écartés et ne se réunissent pas ».

D'après Motais, ce qui différencierait ce procédé des autres ophtalmotomies postérieures, ce serait la formation d'une fistule sous conjonctivale.

A la même séance de ce Congrès, De Wecker [1] proposa la dénomination plus exacte, dit-il, de *fistule sclérale* pour remplacer celle de *fistule sous-conjonctivale*, donnée par Motais.

Drainage oculaire de Pflüger. — Au Congrès d'Edimbourg (1894), *Pflüger* [2] (de Berne) proposa un drainage de l'œil réalisé au moyen d'un morceau de gutta-percha, découpé en forme de croix, dont une branche courbe serait introduite dans la chambre antérieure après paracentèse, les autres branches de ce drain étaient engagées et fixées sous la conjonctive.

Drainage oculaire de Walker. — Walker [3] dissèque un petit lambeau de conjonctive (3 millim. sur 6 environ) jusqu'au bord de la cornée environ, et introduit à sa base, dans la chambre antérieure, un fin couteau. Dans cette ouverture ainsi pratiquée, on applique le lambeau conjonctival.

La surface épithéliale de la conjonctive étant en rapport avec les parties profondes de la cornée ou du limbe scléro-cornéen, la fusion des tissus ne peut se produire en ce point. D'où une fistule permanente.

Tous ces procédés de drainage sont peu employés et n'ont guère qu'un intérêt historique ; aussi nous n'insisterons pas davantage.

[1] De Wecker ; Congrès d'opht. de Paris, 1887.
[2] Pflüger ; Archiv. d'opht. de Palerme, 1894.
[3] Walker ; Congrès d'Edimbourg, 1894.

CHAPITRE IV

De l'iridectomie.

C'est à De Graefe que revient l'honneur d'avoir systématisé l'iridectomie dans le glaucome. Profitant de l'enseignement de Desmarres, il eut le mérite d'élargir le cadre de cette opération et de créer, à côté de l'*iridectomie optique*, l'*iridectomie anti-glaucomateuse*. Comme tous les chirurgiens de l'époque, il avait essayé d'améliorer le sort des glaucomateux par les traitements divers : mydriatiques, qui étaient alors employés ; paracentèses de la chambre antérieure ; ponctions scléroticales ; mais cela sans pouvoir enrayer le mal. L'hypertonie persistait toujours.

« La paracentèse démontrée insuffisante, dit-il [1], je me suis demandé s'il n'était pas possible de remplacer cette diminution temporaire de la pression intra-oculaire par une diminution durable. Les recherches que j'ai faites naguère sur l'iridecto-mie dans les cas d'irido-choroïdites vinrent à mon secours (*Arch. d'ophtalm. de De Graefe*, tom. II, pag. 2). Je profitai, en outre, de recherches plus récentes et non encore publiées, que j'ai faites sur l'effet de l'iridectomie dans les ectasies des cicatrices cor-néennes, dans le staphylôme partiel de la cornée ou de la sclé-rotique et même dans les cas de sclérotico-choroïdite posté-rieure. Je crus pouvoir admettre sans aucun doute que l'excision

------

[1] De Graefe ; Ann. d'ocul., 1857, tom. XXXVIII, pag. 218.

d'un fragment considérable de l'iris est plus propre qu'aucune autre méthode à produire une diminution durable de la pression intra-oculaire.

» Après m'être convaincu, soit par des expériences sur des animaux, soit par mes observations cliniques dans diverses maladies, que l'iridectomie a pour conséquence une diminution de la pression intra-oculaire, je la substitual à la paracentèse dans le traitement du glaucome».

En 1856, il appliqua l'iridectomie au glaucome inflammatoire aigu. En 1858, il étendit ces indications au glaucome chronique inflammatoire, et en 1862 au glaucome chronique simple.

Manuel opératoire. — Voici comment de Graefe[1] décrit son procédé :

«La ponction doit être pratiquée aussi *excentriquement* que possible. La lance doit pénétrer dans la face externe des membranes sur le domaine même de la sclérotique, à une distance de un millimètre du bord de la cornée, de manière que l'entrée de la lance dans la chambre se trouve justement à la limite de la cornée et de la sclérotique. C'est là la condition *sine qua non* pour exciser l'iris aussi loin que possible jusqu'à son insertion ciliaire. Comme, de plus, l'iris est ordinairement très rétréci par la mydriase existante, la surface du lambeau excisé se trouve notablement diminuée pour peu que l'incision interne s'écarte de l'indication donnée.

» Le lambeau excisé doit être *aussi large que possible*. C'est pourquoi il faut faire usage d'une lance large et l'enfoncer assez profondément. C'est en cela que le procédé se distingue d'une opération de pupille artificielle, par exemple dans un cas de leucome adhérent, où l'on préfère une pupille de grandeur moyenne à une pupille trop large. — Il faut laisser écouler l'humeur aqueuse avec lenteur et précaution. »

[1] De Graefe: Ann. d'ocul., 1857, tom. XXXVIII, pag. 215.

L'iridectomie antiglaucomateuse doit donc être *large*, comprenant, autant que possible, le quart de l'iris, intéressant toute la hauteur de la membrane. Elle doit être aussi *très périphérique* ; c'est-à-dire détacher l'iris au niveau ou très près de son insertion. En outre, l'*incision* scléro-cornéenne doit être aussi *étroite* que possible : on a de la sorte une ouverture très petite de la chambre antérieure. Il est nécessaire, avec une spatule, de bien régulariser la plaie, de faire rentrer les bords de l'iris qui pourraient s'enclaver et occasionner une cicatrice cystoïde et du glaucome secondaire. Enfin, lorsque la chose est possible, on fait l'iridectomie en haut, afin que le colobome irien soit recouvert par la paupière supérieure.

L'incision se fait généralement avec le couteau de De Graefe et porte au niveau de la partie opaque de la cornée. De Graefe employait la pique (le couteau lancéolaire). Le couteau de De Graefe, étroit, nous paraît préférable : avec lui on glisse plus facilement dans la chambre antérieure, qui parfois est très diminuée.

L'incision doit être faite très lentement, de façon à laisser écouler l'humeur aqueuse tout doucement et avec précaution, ainsi que le conseillait déjà De Graefe.. En agissant de la sorte, on a une détente progressive, qui n'entraîne aucun des accidents que l'on a reprochés à l'iridectomie. Pour l'excision de l'iris, il est bon aussi d'observer certaines règles.

Au lieu d'inciser d'un seul coup de pinces-ciseaux le lambeau irien attiré au dehors, il faut, ainsi que Bowmann l'a depuis longtemps indiqué, saisir l'iris, dans un des angles de la plaie, inciser avec la pointe des ciseaux la membrane jusqu'à sa base, puis l'arracher jusqu'à l'angle opposé et l'exciser à fond en ce point.

On a fait ainsi une iridodyalise entre deux iridotomies et l'on est parfaitement sûr d'arracher l'iris jusqu'à sa base. On termine en réduisant avec la spatule les deux angles de la pupille ; on obtient alors une vaste iridectomie en trou de serrure.

A quel moment doit-on intervenir ? — Le moment où l'on opère a la plus grande importance sur le résultat.

L'iridectomie doit être *hâtive*. C'est au début de l'affection, au moment où les malades ont encore une acuité relativement bonne, qu'il faut proposer l'intervention. Malheureusement, elle est rarement acceptée à cette période : les malades ne souffrent pas, leur vision se maintient, ils préfèrent attendre. Ce n'est que plus tard, lorsque l'acuité est très faible, le champ visuel très rétréci, et la pupille excavée, parfois même en voie d'atrophie, qu'ils se laissent opérer.

Les résultats sont alors beaucoup moins favorables ; on guérit bien un œil malade, mais on ne ressuscite pas un œil presque mort, et, si beaucoup d'auteurs n'ont obtenu dans le glaucome chronique simple que des résultats médiocres, c'est, sans doute, parce qu'ils ont eu recours à l'iridectomie à cette période tardive. Néanmoins, même alors, nous sommes convaincus que c'est encore cette opération qui donne au malade le maximum de garantie pour son avenir visuel.

Dans le glaucome chronique simple où les milieux sont transparents, le trouble visuel résulte uniquement des altérations de la papille, dues à l'augmentation de la tension. L'iridectomie, en faisant disparaître l'hypertonie, arrête les progrès du processus morbide.

Il importe donc beaucoup de faire le diagnostic entre l'atrophie optique avec excavation papillaire, affection dans laquelle nous ne constatons pas de tension, et l'excavation papillaire glaucomateuse, affection dans laquelle la tension est plus ou moins élevée. Dans le premier cas, l'iridectomie ne donnera rien; dans le second, elle pourra être efficace. Le diagnostic est parfois subtil : au début, les caractères généraux du glaucome se dessinent mal, l'hypertension est parfois difficile à constater. Aussi faut-il savoir qu'il n'y a pas de glaucome sans hypertonie : elle peut être plus ou moins manifeste, mais elle existe toujours.

Si on ne la constate pas, une erreur de diagnostic est sûrement commise. Quant à l'iridectomie, elle promet un succès d'autant plus durable que l'hypertonie est plus manifeste. La profondeur de l'excavation, la pâleur de la papille et la tension ont donc une signification réelle au point de vue du pronostic.

Il en est de même de l'effet obtenu avec les myotiques. Si après avoir soumis le malade, pendant quelque temps, à un traitement myotique *intensif* (ésérine, pilocarpine), on voit l'acuité visuelle augmenter, le champ visuel s'étendre, on peut être à peu près certain que l'iridectomie aura la plus heureuse influence. Si, au contraire, les myotiques agissent peu, le pronostic sera plus réservé et le résultat plus douteux.

Aussi est-il bon, avant d'opérer, de tâter en quelque sorte le terrain, et voici comment procède notre maître, M. Truc. Pendant plusieurs jours et 3 fois par 24 heures, il fait instiller 4 à 5 gouttes de la solution suivante tiède, qui est ainsi mieux supportée :

Nitrate de pilocarpine..............	0 gr. 10
Salicylate d'ésérine...............	0 gr. 03
Chlorhydrate de cocaïne..........	0 gr. 01
Eau distillée bouillie.............	5 gr.

Les malades sont revus très attentivement tous les 2 ou 3 jours, et, lorsqu'on a obtenu le maximum possible d'acuité, le moment est venu de pratiquer l'iridectomie.

Si, sous l'influence de ce traitement avec les myotiques, l'acuité visuelle s'est développée d'une façon appréciable, l'intervention opératoire sera très utile et viendra ajouter le surplus de vision que ne pouvaient fournir l'ésérine et la pilocarpine seules. Si l'acuité reste à peu près stationnaire, l'opération sera alors moins favorable.

De même, nous verrons là un symptôme fâcheux, si quelques jours après l'iridectomie, la pupille semble se dilater à

nouveau, malgré les instillations fréquentes d'ésérine et de pilocarpine.

Ces faits cliniques ont une très grande importance, et nous ne
saurions trop y insister.

Enfin, il est un point intéressant aussi quant au pronostic
général, c'est la bilatéralité du glaucome. Les glaucomes dou-
bles simultanés sont très rares. En général, plusieurs mois et
plusieurs années même, et quelquefois beaucoup plus (jusqu'à
20 ans, Laqueur), s'écoulent avant que le deuxième œil soit pris.

D'après Nettleship (1), dans le glaucome chronique simple,
plus le deuxième œil tarde à se prendre, plus il a des chances
de rester indemne. Il considère même comme vraisemblable que
l'affection reste monoculaire si l'œil sain reste 5 ans, sans se
prendre, après le début de l'affection du premier.

En présence d'un glaucome monoculaire, il faut toujours exa-
miner l'état de l'œil considéré comme sain. A-t-il des phénomènes prodromiques ? Sa pupille est-elle intacte ? Le champ
visuel nasal a-t-il toute son étendue ? L'accommodation est-elle
ce que comporte le sujet ? Des indications spéciales (myotiques,
lunettes, etc.) peuvent être fournies par cet examen.

A la cinquième session du Congrès périodique international
des sciences médicales, tenu à Genève au mois de décembre 1877, Fieuzal fit à ce sujet une communication très intéres-
sante sur l'*Iridectomie préventive* dans le glaucome. Il conseilla
d'appliquer l'iridectomie sur un œil complètement sain en réa-
lité ou en apparence, quand son congénère avait déjà subi une
attaque de glaucome. Cette intervention est basée sur la fré-
quence avec laquelle le glaucome évolue à des intervalles plus ou
moins éloignés dans les deux yeux : « Il y aurait, dit-il, indication à proposer en même temps que l'*Iridectomie curative* à l'œil
glaucomateux, la même opération à l'œil sain dans un but de
préservation ».

1 Nettleship ; Opht. Hosp. Rep., 1888.

Meyer, Dor, Critchett, admirent à leur tour le bien fondé de
cette indication et firent cette importante déclaration que, s'il
s'agissait de leur propre personne, ils n'hésiteraient pas à
demander que cette conduite fût suivie. Aussi inscrivit-on au
procès-verbal de cette séance : « La section est unanimement
d'avis que l'iridectomie préventive est justifiée dans certaines
circonstances ».

C'est aussi notre opinion, et nous avons vu notre maître, le
professeur Truc, intervenir à titre préservatif, sur des yeux
dont l'acuité == 1 et qui ne présentaient qu'une légère hypertonie, l'œil congénère étant glaucomateux.

Mode d'action de l'iridectomie. — Le mode d'action de l'iridectomie a donné lieu à de nombreuses interprétations. Malgré
cette richesse de théories, il n'en est pas une seule qui soit scien-
tifiquement prouvée, et nous sommes obligé de dire avec de
Graefe que la théorie de l'opération reste plus obscure que les
faits empiriques.

« Il est possible, *dit de Graefe* [1], que la simple diminution de
la surface sécrétante pèse dans la balance ; la diminution de la
quantité de l'humeur aqueuse expliquerait alors la diminution
de la pression. Il est possible, en outre, que l'excision de l'iris
agisse sur le muscle tenseur de la choroïde qui lui est adhérent,
et diminue, par suite, son degré de tension. Il est enfin possible
que les changements amenés par l'opération dans la circulation
du sang des membranes internes, agissent directement ; c'est
du moins ce qui est rendu plausible par le fait qu'on voit fréquemment des ecchymoses abondantes se former dans la rétine,
à la suite de l'opération. Mais tout cela touche à l'hypothèse, et la
valeur réelle ne pourra en être démontrée que par des observations multipliées et par la simplification de la méthode expéri-

---

[1] De Graefe ; Ann. d'oculistique, tom. XXXVIII, pag. 218, 1857.

mentale, s'il est possible, du reste, d'arriver jamais à une démonstration suffisante. »

Donders fait du glaucome une névrose sécrétoire : il y aurait sécrétion de vitré, d'où augmentation de son volume. Par ce fait, le cristallin est poussé en avant, détermine une tension de l'iris qui agit secondairement sur les nerfs sécréteurs ; l'iridectomie diminuant la tension irienne, l'excitation réflexe des nerfs sécréteurs disparaît du même coup.

Stilling de Cassel admet que la brèche irienne ainsi produite agit en faisant de la place au vitré augmenté de volume.

Bowmann pense que l'excision de l'iris a pour effet de rendre plus facile la circulation entre la chambre antérieure et la chambre postérieure.

Exner dit que « l'excision de l'iris agit en faisant communiquer plus directement les artères et les veines de cette membrane, de façon qu'après l'iridectomie, le sang artériel, se déversant immédiatement dans le courant veineux, serait alors transporté sur la section sclérale, fournirait, dans le cas indiscutable de l'effet curatif de la sclérotomie, une explication à cette action par un déversement plus direct au moyen de la cicatrice qui s'établit entre la chambre antérieure et le système veineux. »

Toutes ces théories cherchent à expliquer l'action de l'iridectomie par l'excision de l'iris.

D'autres, mettant la section de l'iris au second rang, font dépendre cette action de l'incision sclérale seule, agissant soit par le débridement de la couche externe de la sclérotique (*Stelway de Carion*), soit par la section de quelques nerfs (*Schnabel* et *Salomon*).

De Wecker, à son tour, apporta une théorie nouvelle. En 1867, il disait « que, s'il était possible de faire près du bord cornéen une large plaie scléroticale sans qu'il en résultât un enclavement de l'iris, il abandonnerait tout à fait l'excision de cette membrane. » L'excision irienne ne serait donc rien, l'incision sclérale serait tout. L'hypotonie due à l'iridectomie serait produite par l'incision de la sclérotique, et De Wecker expliqua la persistance de cette hypotonie par la formation d'une cicatrice à filtration. C'est en se basant sur cette théorie qu'il créa sa sclérotomie.

De Græfe, s'il n'avait pas prononcé le mot de cicatrice filtrante, en avait eu l'idée, mais il renonça à expliquer par cette filtration l'action curatrice de l'iridectomie, et cela parce qu'elle ne peut être admise que dans des cas exceptionnels.

Abadie croit que, pour expliquer cette action de l'iridectomie, on s'est trop préoccupé de l'élément vasculaire et pas assez de l'élément nerveux. Voici ses idées à ce sujet [1].

« Dans les conditions normales, les courants nerveux qui règlent les rapports réciproques des dilatations et des vaso-constrictions vasculaires, parcourent le plexus nerveux situé dans la partie moyenne de l'iris, dans lequel aboutissent un certain nombre de filets ciliaires. Quand le courant nerveux vaso-dilatateur l'emporte, il arrive sans interruption dans ce plexus nerveux, et la dilatation des vaisseaux de l'œil en est la conséquence. Mais si l'on vient à couper ce plexus nerveux, l'action surexcitante du courant dilatateur cesse, et tout rentre dans l'ordre. Les vaisseaux sanguins n'ont plus désormais que leur dilatation moyenne.

Dans l'iridectomie, ce n'est donc pas l'excision de l'iris lui-même qui agit, mais bien l'excision d'une partie du plexus ganglionnaire ».

Snellen [2] penche vers l'opinion que l'effet de l'iridectomie doit être attribué à l'incision sclérale, mais il recommande l'excision de l'iris pour éviter les prolapsus. L'aplatissement de la cornée, après l'iridectomie, constaté à l'ophtalmomètre, prouve que la

[1] Abadie ; Soc. fr. d'ophtalm., 3-6 mai 1896.
[2] Snellen ; Klin. monatsb. für Augenheilk, janvier 1891.

sclérotique s'écarte ; cet écartement de la sclérotique permet au corps ciliaire de s'éloigner de l'équateur du cristallin. L'effet de l'opération du glaucome résulterait de cet écartement supposé de la sclérotique.

En 1894, De *Vincentiis*[1] cherche aussi à expliquer l'action de l'iridectomie dans le glaucome. Il combat d'abord l'hypothèse de la cicatrice à filtration comme explication donnée à la cure du glaucome après l'iridectomie ; on n'est pas sûr, dit-il, de l'action de cette prétendue cicatrice filtrante, et le raisonnement que l'on fait à son égard est entièrement hypothétique. Il croit, quant à lui, que l'iridectomie agit, en cas de glaucome, par l'action directe qu'elle exerce sur l'angle iridien. Quand on fait, dit-il, l'iridectomie et qu'il n'existe pas de synéchies, l'opération a un double effet en dehors de la section pratiquée à la membrane irienne : on distend l'iris tout entier, et on exerce une certaine traction sur l'angle iridien lui-même, de façon à en produire, en quelque sorte, le déploiement. C'est par ces tractions que l'iridectomie produit son effet curatif, et cela est si vrai, dit De Vincentiis, que l'iridectomie cesse d'être efficace s'il existe des synéchies qui viennent limiter son pouvoir de distension.

Pour donner des preuves expérimentales à l'appui de son hypothèse, l'auteur a traité des glaucomes par le simple détachement de l'angle iridien, au moyen d'un instrument mousse introduit à la périphérie de la chambre antérieure. Le succès a répondu à son attente.

Enfin, plus récemment, *Campos*[2] (analysant la théorie sympathique du glaucome, émise par Abadie, et qui peut être ainsi formulée : le glaucome aigu, subaigu et chronique, est sous la dépendance des filets vaso-dilatateurs du sympathique cervical, excitation passagère pour les deux premières formes, perma-

[1] De Vincentiis ; Revue générale d'opht., novembre 1894.
[2] Campos ; Arch. d'opht., 1898, tom. XVIII, pag. 117.

nente pour la dernière) se demande comment agit l'iridectomie d'après cette nouvelle théorie :

« L'influx nerveux vaso-dilatateur, dit-il, se propagerait circulairement au niveau du plexus situé au milieu de l'iris, de telle sorte que toute section intéressant l'iris à ce niveau intercepterait la circulation du courant et empêcherait ses effets de se produire. Mais ici, il y a lieu de se demander si les vaso-dilatateurs contenus dans le sympathique peuvent arriver jusqu'à l'iris. Dastre et Morat ont montré, pour l'oreille, que les vaso-dilatateurs s'arrêtent dans la chaîne du sympathique cervical : or, il est presque sûr qu'il en est de même pour l'œil, si l'on réfléchit que la section du sympathique dilate les vaisseaux du tractus uvéal ainsi que l'ont constaté Sinitzin et Angelucci, et que son excitation a montré à Forster et à Rieger un rétrécissement des vaisseaux rétiniens. Dès lors, comment peut agir l'ablation du ganglion cervical supérieur ? Il est évident que, par cette opération, on n'agit nullement sur les vaso-dilatateurs, on ne fait que sectionner les vaso-constricteurs, ce qui amène la vaso-dilatation, et il nous semble ainsi difficile de sortir de ce dilemme : ou la vaso-dilatation est la cause du glaucome, et l'ablation du ganglion cervical supérieur ne peut être que nuisible, car elle détermine justement la vaso-dilatation ; ou bien elle le guérit, et alors la théorie sympathique est inexacte».

Les théories sont donc nombreuses : c'est dire qu'elles ne sont encore que de simples hypothèses. Quoi qu'il en soit du mécanisme de son action, l'iridectomie est un puissant moyen de guérison, et ce n'est pas un reproche à lui faire que de ne pouvoir expliquer comment elle agit.

Il nous paraît maintenant intéressant de citer les quelques lignes suivantes de De Wecker[1] : « Je ne crois pas, dit-il, qu'il existe un des élèves de De Græfe qui voudrait nier d'avoir, en

[1] De Wecker; Ann. d'ocul., 1896, tom. CXVI, pag. 253.

lo suivant, guéri opératoirement le glaucome chronique simple dans une grande proportion dépassant la moitié des cas. Je possède des observations d'opérés de glaucome chronique simple, depuis trente ans et qui ont, à partir de l'opération, conservé leur vision-intacte, et cela sans l'adjonction d'aucune médication...., mais il faut se garder de faire rentrer des affections non glaucomateuses dans le cadre du glaucome... *Le véritable glaucome chronique simple, dit de Wecker, est et doit toujours être guéri chirurgicalement.* »

De Wecker, lui-même, l'auteur de la sclérotomie, est donc loin de nier l'heureuse influence de l'iridectomie dans le glaucome chronique simple. Aussi avons-nous été très surpris de voir Schœn[1] écrire ces phrases.

« La prétendue action salutaire de l'iridectomie n'est démontrée ni par des cas cliniques observés pendant assez de temps et rapportés scrupuleusement, ni à l'aide de la statistique avec exclusion de l'action salutaire d'autres moyens accidentels.

» Il faut demander aux partisans de l'iridectomie qu'ils ne tardent pas plus longtemps à publier les cas guéris par l'iridectomie, c'est-à-dire guéris à longue échéance ».

Ces quelque lignes nous paraissent inconsidérées.

Les statistiques, cependant, sont nombreuses, qui prouvent que la guérison du glaucome par l'iridectomie n'est pas une appréciation lancée à la légère.

Gallenga[2], en 1885, produisit une statistique de 322 individus glaucomateux, soignés à la clinique ophtalmologique de Turin durant 10 années (1873-1883). Il présenta un tableau représentant les différentes opérations faites sur les malades et accompagnées des considérations s'y rapportant.

La paracentèse fort en honneur à la clinique de Turin,

[1] Schœn ; Annales d'ocul., 1896, tom. CXVI, pag. 105.
[2] Gallenga ; Annali de ottalmologia, 1885, tom. XIV, pag. 110.

avait été pratiquée chez la majeure partie des malades comme action préliminaire.

De ces observations, Gallenga conclut que l'iridectomie est l'opération directe à instituer contre le glaucome chronique simple.

En 1897, *Hahnloser*[1] a réuni dans son travail tous les cas de glaucome observés dans la pratique de Haab de 1865 à 1895, et dans les 47 cas de glaucome chronique simple traités soit par l'iridectomie, soit par la sclérotomie, ou par les deux opérations combinées, ceux traités par l'iridectomie ont donné une proportion supérieure d'évolution favorable et durable.

La statistique de *Sidler-Huguenin*[2] compte 76 cas dans lesquels l'observation des malades a été pour tous de deux années au moins. Sur ces 76 cas, il y a 36 cas de glaucome chronique simple, dont 2 (5.55 %) ont été perdus à la suite de l'opération ; 7 fois (19,44 %) la vision est devenue insuffisante ; 7 autres cas (19,44 %) ont eu une vision utilisable, et 20 cas (55,55 %) ont eu un résultat définitif très satisfaisant.

Sidler-Huguenin est aussi d'avis que, dans le glaucome chronique simple, l'iridectomie est l'opération par excellence. Les myotiques et la sclérotomie lui sont inférieurs.

Plus récemment, *H. Coppez*[3], se basant sur les faits observés, admet la supériorité de l'iridectomie sur la sclérotomie dans le glaucome chronique simple.

Fuchs[4] fournit aussi une statistique favorable à l'iridectomie.

Enfin, citons l'observation de *Wagner* (d'Odessa)[5], qui, ayant subi lui-même une iridectomie, il y a 21 ans, contre un glaucome

[1] Hahnloser ; thèse, Zurich, 1896.

[2] Sidler-Huguenin ; Deutschmann's Beitraege zur Augenheilk., 1898, fascicule XXXII, pag. 113.

[3] H. Coppez ; Belgique médicale, nᵒˢ 15, 16, 1898.

[4] Fuchs ; Manuel d'ophtalm., 1897, pag. 115.

[5] Wagner ; Congrès d'ophtalm. de Moscou, août 1897.

chronique simple avec un succès complet et durable, a fait des recherches à ce sujet, recherches qui l'ont amené à conclure que c'est là l'opération véritablement capable d'assurer la guérison durable du glaucome chronique simple.

Quant aux statistiques anciennes de Jacobson, de Hirschberg, Sulzer, Nettleship, Stedman, Bull, Gruening, etc., elles sont aussi d'accord avec l'opinion de de Græfe.

L'iridectomie antiglaucomateuse, avons-nous dit, doit être large et aussi périphérique que possible. Pour cela, il faut aller chercher l'iris à travers l'ouverture scléro-cornéenne. On a dit qu'il y avait là quelques inconvénients ; ainsi l'on pourrait provoquer une hémorragie plus ou moins abondante dans la chambre antérieure, produire une rupture de la zonule avec issue du vitré. Tous ces inconvénients peuvent être évités avec un peu de soin, ou sont peu sérieux.

L'hémorragie de la chambre antérieure, quand elle se produit, est, le plus souvent peu abondante et se résorbe facilement. Quant à la rupture de la zonule, elle est peu fréquente, surtout dans le glaucome chronique simple.

On a prétendu qu'en raison de la tension plus élevée de l'œil glaucomateux, les bords de la plaie, après l'iridectomie, ne se réunissent pas aussi facilement qu'après les iridectomies optiques. Il pourrait alors se former, au lieu d'une réunion par première intention, une cicatrice avec interposition, entre les lèvres de la plaie, d'un tissu intermédiaire, c'est-à-dire une cicatrisation ectasique ou cystoïde. Si on a la précaution d'inciser régulièrement les angles iriens, au lieu de réséquer la périphérie du sphincter, en un mot de régulariser les bords de la plaie, on sera à l'abri de cet ennui.

La production de cette cicatrice vicieuse n'est que l'exception ; de Græfe dit ne l'avoir rencontrée que dans 6 % des cas. Dans le but d'éviter cet accident, certains auteurs ont cru devoir abandonner l'incision scléroticale recommandée par de Græfe ; ils

pratiquent leur incision plus en avant au niveau du limbe
de la cornée. Ils ont ainsi une plaie cornéenne qui se cicatrise
plus vite que la plaie scléroticale. La cicatrice peut donc devenir
plus rarement cystoïde par ce procédé. Malheureusement, on
n'obtient pas les mêmes résultats qu'avec le procédé de de Græfe,
ainsi que l'a démontré Rochon-Duvigneaud [1].

Quant au colobome irien, il est le plus souvent caché sous la
paupière supérieure ; aussi l'éblouissement est-il réduit à une
très faible gêne qui incommode fort peu le malade.

On a surtout reproché à l'iridectomie une issue trop brusque
de l'humeur aqueuse, d'où diminution rapide de la tension
intra-oculaire, et par suite rupture possible de la zonule et de la
capsule du cristallin et parfois même subluxation de la len-
tille.

On connaît les précautions à prendre pour éviter tout cela :
il suffit de faire des incisions très petites et la section très lentement ; de cette façon, l'humeur aqueuse s'écoule doucement et la
détente est progressive.

Cette même détente de l'œil pourrait provoquer, dans certains
cas, des hémorragies intra-oculaires très graves qui avaient, de
bonne heure, frappé de Græfe [2], mais cet accident est excessive-
ment rare dans le glaucome chronique simple. Dans la sclérotomie,
mie, la détente peut être aussi brusque, même en ayant soin de
faire de petites ouvertures dans la ponction et la contre-ponction
comme le recommande Quaglino. Dans le glaucome à forme
hémorragique, ces hémorragies sont d'ailleurs moins fréquentes
qu'on ne le pense.

Tout récemment, nous avons vu M. Truc faire une iridectomie,
après sclérotomie postérieure, dans un cas de glaucome hémorragique avec tension + 3 ; il y eut un peu d'épanchement dans

[1] Rochon-Duvigneaud ; thèse, Paris, 1892.
[2] De Græfe ; Archiv. f. ophtalm., tom. III, 2, pag. 202.

la chambre antérieure, épanchement qui disparut au bout de quelques jours, mais aucune autre complication opératoire.

A une échéance un peu longue, on pourrait craindre de voir des accidents glaucomateux nouveaux, provoqués par un enclavement d'une portion de l'iris. On évitera facilement cet accident en pratiquant une opération exacte ; tandis que la sclérotomie la plus classique n'évitera pas toujours les larges prolapsus iriens.

Enfin, on a prétendu que, souvent on voyait apparaître le glaucome sur le second œil resté sain jusque-là, quelques jours après l'iridectomie. Ce fait n'est nullement prouvé, et, dans les cas où il a été constaté, il n'y aurait eu, selon nous, qu'une simple coïncidence, le glaucome évoluant presque toujours sur les deux yeux, à des intervalles plus ou moins éloignés. Dans une communication à la Société française d'ophtalmologie, du 4 au 7 mai 1895, M. Truc a, en effet, montré l'heureuse influence de l'énucléation et de la névrotomie optico-ciliaire d'un œil à glaucome sur l'autre œil à glaucome irritatif. L'iridectomie pourrait bien agir de la même façon.

Landesberg[1] avait déjà publié cinq cas où l'iridectomie, pratiquée sur un œil glaucomateux, avait suffi pour ramener le rétablissement complet de l'œil congénère, déjà en puissance de glaucome, se trouvant dans le stade prodromal de cette affection. L'iridectomie de l'œil primitivement atteint avait suffi, sans aucune intervention médicamenteuse pour le second œil.

MODIFICATIONS DE L'IRIDECTOMIE

Procédé de Critchett. — Nous ne citerons ce procédé que pour mémoire, car il est aujourd'hui totalement oublié.

Ce chirurgien anglais faisait à la pique une incision du limbe scléro-cornéen et attirait ensuite dans la plaie, au moyen

[1] Landesberg ; Centralblatt für Prakte Augenheilk., avril 1886.

d'un crochet, une partie de l'iris. Si celle-ci était trop saillante, il l'incisait partiellement, mais en ayant soin d'en laisser entre les lèvres un petit lambeau pour retarder la cicatrisation et obtenir un drainage oculaire.

De propos délibéré, on créait donc un enclavement irien avec toutes ses conséquences fâcheuses.

Iridectomie périphérique partielle de Pflüger [1]. — C'est là un procédé opératoire que Pflüger emploie dans le glaucome chronique simple et qu'il exécute depuis 1885. Il consiste en une excision partielle qui intéresse la grande mais respecte la petite circonférence de l'iris. On excise une portion de l'iris entre la petite circonférence et la grande circonférence, atteignant celle-ci et laissant intact le sphincter. Avant et après l'opération, Pflüger recommande l'usage des myotiques.

« Dans beaucoup de cas, dit-il, l'iridectomie de De Graefe, au lieu d'améliorer les conditions d'un malade atteint de glaucome chronique simple, est d'un effet funeste. Cela arrive dans les cas où l'ésérine ne peut pas réaliser son action sur la pupille. Dans ces cas, l'interruption de la continuité du sphincter de l'iris doit augmenter la tendance à la dilatation de la pupille et par conséquent l'obstruction de l'angle irien ». D'après Pflüger, cet inconvénient sera éloigné par l'adoption d'un procédé opératoire qui respecte l'intégrité du sphincter.

L'iridectomie devant être totale, ainsi que le recommande De Graefe, c'est-à-dire intéresser grande et petite circonférence de l'iris, aucune partie de la membrane, complètement enlevée au lieu de l'incision, ne doit théoriquement s'enclaver, pour obstruer à cet endroit l'angle irien, aussi l'interruption de la continuité du sphincter ne nous paraît pas devoir augmenter l'obstruction de l'angle iridien.

[1] Pflüger ; Archivio de ottalmologia, 1891, ann. I, vol. I, fasc. 7.

D'autre part, l'iridectomie, en abaissant la tension intra-oculaire a de la tendance à diminuer la dilatation générale de l'iris et aussi la dilatation de la pupille, et non à l'augmenter comme le prétend Pflüger.

Iridectomie périphérique partielle de Dianoux. — Dans ce procédé, Dianoux a eu pour but de conserver le sphincter, tout en lui laissant, au niveau de la brèche irienne, une bande circulaire de membrane assez large pour lui servir de soutien, suffire à sa nutrition, diminuer l'éblouissement et permettre enfin le retour d'une pupille bien ronde et parfaitement contractile.

Voici le manuel opératoire [1].

« La contraction énergique de la pupille, dit Dianoux, obtenue par l'ésérine, je fais avec le couteau de De Graefe une incision de la cornée de 6 mm. au moins. La pince saisit alors l'iris à l'ouverture du 1/3 périphérique avec le 1/3 moyen, et l'attire très délicatement à travers la plaie ; et la pince sectionne le pli au ras du mors de la pince. Il ne m'arrive presque plus jamais de sectionner le sphincter, et celui-ci reste attenant à une bande d'iris suffisamment large pour que, malgré l'atrophie légère qui survient à la longue, la pupille demeure presque ronde et très contractile.

Quand la chambre antérieure le permet, je combine souvent la sclérotomie et l'iridectomie périphérique, en faisant une contreponction très large, puis retirant la pointe, creusant une rigole et ponctionnant à nouveau un peu plus haut ».

Cette intervention, lorsqu'elle est complète, a la prétention de réunir dans une seule et même opération trois méthodes différentes, la sclérotomie classique, le débridement de l'angle iridocornéen, enfin l'iridectomie périphérique partielle.

Il est arrivé plusieurs fois à notre maître, M. le professeur

[1] Roulleau ; thèse, Paris, 1898, pag. 170.

Truc, de faire ainsi une iridectomie partielle, mais accidentellement. Au cours d'une iridectomie classique, la totalité de l'iris saisi n'était pas excisé, et le sphincter persistait. Nous ne nous sommes pas aperçu que le résultat opératoire fût meilleur dans ces cas.

Avant de terminer cette longue description de procédés, disons quelques mots de l'*Oulétomie*.

Souvent, après la cicatrisation de l'incision sclérale, la vision reparaît, tout rentre dans l'ordre. Quelquefois cependant, cette cicatrisation marque le début d'une nouvelle attaque glaucomateuse qu'il faut de nouveau combattre. Au lieu de pratiquer une seconde *iridectomie diamétrale*, comme le faisait De Graefe, Panas a conseillé l'*Oulétomie*[1], c'est-à-dire l'incision nouvelle au couteau de De Graefe de la cicatrice sclérale dans toute son étendue. Par là on détendra l'œil, sans le détériorer davantage, et on pourra avoir un résultat durable.

De Wecker avait aussi conseillé la *cicatrisotomie*. «J'ai pris l'habitude, dit-il[2], lorsqu'un œil ayant été traité par l'iridectomie, cette opération se montre inefficace, et que l'inefficacité peut être expliquée, soit par un emplacement défectueux de la section, soit par un enclavement de l'iris, de faire la sclérotomie près de l'ancienne section, en la rectifiant au besoin pour la faire tomber dans la sclérotique. Je rouvre, par cette *cicatrisotomie*, l'ancienne section et je la déplace dans la sclérotique, me proposant de faire d'une cicatrice non filtrante, une cicatrice à filtration.»

[1] Rochon-Duvigneaud ; Gazette des hôpitaux, 8 Juin 1893.

[2] De Wecker ; Ann. d'ocul., 1882, tom. LXXXVII, pag. 135.

CONCLUSIONS

Le traitement médical, local et général, a une très grande importance comme adjuvant du traitement chirurgical. Dans certains cas, il sera tout particulièrement utile : suivant qu'il remontera plus ou moins rapidement l'acuité et le champ visuels, le pronostic de l'iridectomie sera plus ou moins favorable.

Des nombreuses opérations que nous venons de décrire, comme traitement du glaucome chronique simple, nous n'en retiendrons que deux: la sclérotomie antérieure et l'iridectomie, pour lesquelles nous avons des moyens d'appréciation personnels. Les autres devront être réservées, n'ayant à leur sujet aucune expérience particulière.

1° La sclérotomie ne donne pas de résultats durables ; elle n'agit, selon nous, que comme une simple paracentèse. Cependant, elle peut être utile comme préparation à l'iridectomie et dans les cas où cette dernière est jugée inutile ou impossible (excavation avec atrophie trop prononcée, indocilité ou âge avancé du malade, etc.)

2° L'iridectomie est pour nous l'opération de choix dans le glaucome chronique simple ; elle offre au malade le maximum de garantie pour son avenir visuel, et ses effets sont durables.

INDEX BIBLIOGRAPHIQUE

ABADIE. — Du glaucome, (Ann. d'Ocul. 1879, t, 81), p. 137.)

— Des indications de l'iridectomie et de la sclérotomie dans le glaucome. (Ann. d'oculistique 1881, t. 85, p. 229).

— Des opérations pour le glaucome. (Ann. d'Ocul. 1881, t. 86, p. 91).

— Leçons de clinique ophtalmologique 1881. (Article sclérotomie, p. 80).

— Thérapeutique chirurgicale.

— De l'Elongation et de l'arrachement du nerf nasal externe (Ann. d'Ocul. 1883, t. 89) p. 234.

— Traité des maladies des yeux 1884.

— Traitement du glaucome chronique simple. (Académie de Méd. de Paris, octobre 1895).

— Des diverses variétés de glaucome chronique et de · traitement. (Soc. fr. d'Opht. mai 1896).

— Nature du glaucome. Explication de l'action curative de l iridectomie (Archives d'Ophtalm. 1897, t. XVII, p. 375).

— Glaucome malin enrayé par l'ablation du ganglion cervical supérieur.(Archives d'Ophtalmologie, 1898, t. XVIII, p. 443).

— Nature et traitement du glaucome chronique simple. (Société d'ophtalm. de Paris, 4 janv. 1898).

AMANIEU.— Elongation et arrachement des nerfs sensitifs de l'orbite dans les douleurs ciliaires et particulièrement dans le glaucome (Thèse. Bordeaux 1883).

BADAL. — De l'élongation du nerf nasal externe contre les douleurs ciliaires. (Ann. d'ocul. 1882, t. 88, p. 241).

— Traitement du glaucome par l'arrachement du nerf nasal externe. (Ann. d'Ocul. 1883, t. 90, p. 89).

Bader.— (Ophtalm. Hosp. Rep. 1876, t. VIII, 3 p. 430).

— Sclérotomie. (Lancet. Londres II, p. 298, 1880).

Basso. - L'incision de l'angle iridien dans le glaucome chronique. (Onzième Congrès international des Sciences médicales, tenu à Rome, 29 mars, 5 avril 1894. (Annales d'Oculistique 1894. t. CXI, p. 361).

Berthaud. — De la ponction équatoriale. (Thèse, Lyon 1896).

Bistis.— Le glaucome primitif en Orient. Origine nerveuse. Explication de l'action curative de l'iridectomie. (Ann. d'Ocul. 7 septembre 1898, p. 190).

Blumstead. — Glaucome. Section du muscle ciliaire d'après Hancock (Ann. med. Times, 14 avril 1861).

Brockman. — Revue statistique de 108 cas de glaucome. (Ophtalmic Review, 1881, p. 189).

Buffi.— Sclérotomie postérieure dans le glaucome.(Bulletin d'oculistique de Florence).

Burmeister.— Des hémorragies intra-oculaires après l'iridectomie pratiquée contre le glaucome. (Diss. Inaug. Kiel 1886).

Campos. — Considérations sur la théorie sympathique du glaucome. (Archives d'ophtalmologie 1898, t. XVIII, p. 445.

Carré — Du glaucome. Sa nature. Son traitement. (Gaz. d'Oph. 1879, N° 2).

Carreras Arago. -- Trépanation de la sclérotique. Nouvelle opération du glaucome, (Archives de chirurgie de Barcelone, 1877).

Chibret. — Paracentèses répétées avec fistule permanente. (Soc. fr. d'opht. fév, 1883).

— La ponction scléro-cyclo-irienne dans le traitement chirurgical du glaucome. (Ann. d'ocul., 7 sept. 1897, p. 198).

Coccius. — Contribution à la connaissance et à la nature du glaucome et de l'action curative de l'iridectomie. (Ann. d'ocul. tom. 54, pag. 278).

H. Coppez.— Quelques considérations sur l'opportunité de l'intervention opératoire dans le glaucome chronique simple. (Belgique médicale, fév. 1899).

Critchett. — Observations à l'appui d'une nouvelle méthode de traiter l'inflammation profonde du globe de l'œil ou glaucome aigu. (Ophtalmic Hospital, reports 1858. 2° N°, pag. 57).

Cunny. — Iridectomie, etc., (Toledo med. jour., 1878).

Cusco. — Glaucome traité avec soin par l'iridectomie. (Soc. méd. du 9e arrondissement de Paris. 1860).

Dehenne. — Sclérotomie rétro-irienne. (Union méd., mars 1885).
— Modifications de l'iridectomie dans certains cas du glaucome. (Ann. d'ocul. 1888, tom. 100, pag. 120).

Demicheri. — Sympathectomie dans les cas du glaucome. (Ann. d'ocul., mai 1899, pag. 188).

Desbonnet. — Considérations sur la pathogénie et le traitement du glaucome. (Archives médicales Belges, nov. 1897).

Desmarres. — Traité des maladies des yeux (1847).

Dianoux. — De la malaxation de l'œil après la sclérotomie. (Rapport de Terrier, soc. de chir. de Paris. 27 juin 1883).
— Bulletin de chirurgie, 1884.
— Bulletin Académie de médecine, 6 avril 1897.
— Bulletin Académie de médecine, 13 avril 1897.

Dickinson. — Du Glaucome. Son histoire. Sa nature et son traitement raisonné. (Am. M. bi. Weekly, 1879).

Discussion. — sur la sclérotomie. (Soc. opht. de Heidelberg, 4 sept. 1869).
— sur la sclérotomie. (Société ophtalmologique du Royaume-Uni, juin 1882.
— sur le glaucome. (Congrès d'opht., Paris, 1897).
— sur le glaucome. (Soc. fr. d'opht., mai 1888).

Donders. — Du glaucome. (Ann. d'ocul., tom. 54, p. 120).

Ertaud. — De la malaxation de l'œil après la sclérotomie dans le Glaucome (Thèse Paris, juillet 1883).

Fano. — Journal d'oculistique. mars 1882, n.o 109.
— Observations cliniques. Glaucome (J. d'ocul. et de chir. n° 123, mai, 1883).

Le Fort. — Ponction sous-scléroticale (France médicale 1876).
— (Bullet. et mém. de la Soc. de chir. de Paris, 1876).

Froebelius. — Traitement du glaucome (Saint-Pétersburg, Med. Zeitschr. 1865, III. 155).
— Modification à l'iridectomie dans les cas de glaucome (Archiv. für ophtalm., tom. VII. 2e partie, pag. 119).

Galezowski. — Sclérotomie cruciale (Rec. d'opht. 1880. pag. 391).
— De l'ophtalmotomie ou disclérochoriotomie postérieure (Bullet. de la Soc. fr. d'opht., 1886).
— Sclérotomie postérieure. (Ann. d'ocul., tom. C, pag. 68. Congrès d'opht. d'Heidelberg, 1888).

GALEZOWSKI. — Traité des maladies des yeux, 1888.

GALLENGA. — Etude clinique sur le glaucome (Annali de ottalmologia, 1885, tom, XIV, pag. 149).

GAUBAN. — Iridectomie et ésérine, dans le glaucome (Union méd, de la Seine-Inférieure, tom. XIX, pag. 24, 1880).

GIFFORDS. — Sclérotomie postérieure (Associat. méd. Américaine. Juin, 1893).

DE GRÆFE. — Note sur la guérison du glaucome, au moyen d'un procédé opératoire, envoyée à l'Institut de France (Ann. d'ocul. 1857, tom. XXXVIII, pag. 237).

— Contribution à l'étude pathologique et thérapeutique du glaucome. Ann. d'ocul., tom. LXIII, pag. 39-130-225).

— Archiv. für opht., tom. I, pag. 2.

— Archiv. für opht., tom. I, 1re partie, pag. 375.

— Remarques sur le glaucome (Archiv. für opht, 1856, tom. I. 2e partie, pag. 299).

— Archiv. für opht., tom. II, 1re partie, pag. 248-349.

— Archiv. für opht., tom. II, 2e partie, pag. 202-275.

— De l'iridectomie appliquée au glaucome, tom. III. 2e partie.

— Du glaucome et de l'iridectomie (Archiv. für opht., tom. IV., 2e partie, pag. 127).

— Glaucome et iridectomie (Archiv. für opht., tom. VIII. 2e partie, pag. 242-313).

— Archiv. f. opht., XIV-I, pag. 117.

GRIZON. — Du drainage de l'œil au point de vue de la physiologie et de la thérapeutique oculaire (Thèse Paris, 1877, n° 9).

GROSSMANN. — Une opération pour la réouverture de l'angle iridien obstrué dans le glaucome (The ophtalmic Review,, tom I. Octobre 1882, pag. 333. Ann. d'ocul. 1883, tom. LXXXIX, pag, 172).

GRUENING. — L'iridectomie dans le glaucome (Transactions of the american ophtalmological Society. 25e session annuelle 1890. Annales d'oculistique 1890, tom, CIV, pag. 63).

GUÉRIN. — Essai sur les maladies des yeux (1764).

GUNN. — Résultats de l'iridectomie dans le glaucome chronique (Trans. Opht. Soc., 15 octobre 1897).

HAAB. — Le glaucome ne peut-il guérir d'une façon durable? (Correspond. Blatt. f. Schweiz. Aerzte. 1er juin 1898).

HAHNLOSER. — Résultats du traitement du glaucome à la Clinique ophtalmologique de Zurich de 1865 à 1895 (Thèse de Zurich, 1896).

Hancock. — On the division of the ciliary muscle in glaucoma (The Lancet, 25 février 1860).

A.-C. Heyl. — Contribution au traitement chirurgical du glaucome (Transact. of the American ophtalmological society, 1883).

Hirschberg. — Pathologie et thérapeutique du glaucome (Annales d'oculistique, tom. LXXV, pag. 154).

— Du pronostic de l'opération contre le glaucome (Albrecht Von Graefe's, Arch. für. oph., 1879, Vol. XXIV-I, pag. 161).

Hoffmann. — Traitement du glaucome (Klin. Monatsbl., Août 1897, pag. 251).

Hulke. — Du traitement du glaucome par l'évacuation d'une portion du vitré (Med. Times, mai 1858).

— Glaucome et Iridectomie (British Med. Journ., 1861, mai, pag. 280).

— Glaucome : Observations cliniques et anatomiques (Ophtalmic Hosp. Reports, 1861, tom. II, n° 13, pag. 69).

Indoniva. — Glaucome (Arrachement du nerf nasal). (Archivio de Ottalmologia, 1896, Vol. I, fasc. 7 et 8).

Jaboulay. — Résection du sympathique cervical (Lyon Médical, nos 12, 22, 30, 31).

Jaeger. — Sur le glaucome. Son traitement par l'iridectomie (Ann. ocul., 1858, tom. 40, pag. 92).

Jany. — Contribution à la thérapeutique du glaucome (Deutsche med. Wochenschr. 1878, nos 48-49).

— Sclérotomie dans le glaucome (Centralbl. für Prakt. Augenh, 1881).

Jaumes. — Du glaucome (Thèse Montpellier, 1861).

Jonnesco. — Résection totale et bilatérale du sympathique cervical (trait. du goitre exophtalmique) (Annales d'oculistique, 1897, tom. 117, pag. 161).

— Résection du sympathique cervical dans le traitement du glaucome (Communication à l'Académie de médecine, 18 octobre 1897, 19 avril 1898).

Kazaourow. — L'arrachement du nerf nasal externe dans les douleurs ciliaires et le glaucome (Wracht, n° 16, 1885).

Kluge. — La sclérotomie dans le glaucome (In Diss., Berlin 1881).

Knapp. — Ueber Hancok'sche glaucomoperation (Heidelb. Verhandl, tom. III, pag. 155, 1864).

Knapp. — Sclérotomie dans le glaucome (Transact. of the Americ. Opht. Associat., 1880).

Knies. — Du glaucome (Ann. d'Oculistique, tom. 79, pag. 285).

Knies. — Glaucome chronique simple (Soc. Opht. de Heidelberg, sept. 1891).

Konigstein. — Des différentes méthodes dans l'opération du glaucome (Wien. Med. Presse, n° 46, 1880).

Kugel. — Retour de la vision après iridectomie dans un cas de Glaucome chronique simple avec amaurose. (Archiv. d'opht. de Von Graefe, t. XXXX, p. 299).

Laffon. — De la Scléro-Iridectomie dans le glaucome. (Thèse Bordeaux, 1884-85.)

Landesberg. — La sclérotomie dans le glaucome. (Archiv. für Opht., 1880, XXVI.)

— De la sclérotomie dans le glaucome. (Albrecht Von Grafe's Arch. für Ophtaln., 1881, t. XXVI.)

De Lapersonne. — Diagnostic et traitement du Glauco.ne. (Rev. gén. de clin. et de thérapeut., p. 465, 1re année, 1887).

Leber. — L'iridectomie contre le glaucome. Aperçu historique. (Rev. gén. d'opht. déc. 1887.)

Lindsay Johnston. — D'une nouvelle méthode de traitement pour le glaucome chronique. (Brit. Med. J., mai 1883.)

— Nouvelle méthode de traitement du glaucome chronique (Londres, Lewis, 1884.)

Little. — Observations de glaucomes guéris par l'iridectomie. (Ann. d'ocul., t. 55, p. 83.)

Logetschnikow. — Sur les indications de l'iridectomie et de la sclérotomie dans le glaucome. (W. O. mars-avril 1889, en Russe. Annales d'oculistique, 1890, t. CIII, p. 74.)

Domenico de Lucca. — (Soc. de Méd. de Naples, 1871).

Martin. — Du traitement préventif u glaucome. (Journal de Méd. de Bordeaux, février 1881.)

Masselon. — Précis d'ophtalmologie chirurgicale, 1886.

Mattioli. — Traitement du glaucome par l'iridectomie. (Ann. d'ocul., t. XXXXVII, p. 276.)

Mauthner. — De l'iridectomie et de la sclérotomie dans le glaucome. (Wiener med. Wochenschrift, 1877, nor 27-30.)

Middlemore. — Remarques sur le traitement chirurgical du glaucome. (Med. Times, avril 1858.)

Mooren. — Contribution à la clinique et au traitement opératoire du glaucome. (Düsseldorf, 1881.)

Motais. — Traitement chirurgical du glaucome par la création d'une fistule conjonctivale. (Congrès d'opht., Paris, 1887.)

— Sclérotomie postérieure. (Soc. fr. d'opht., mai 1895.)

Mules. — Sclérotomie et iridectomie préliminaire. (Ophtalmic Review, 1884, p 129).

Nettleship. — Glaucome. Opérations. (Associat. med Britannique sect. opht., août 1855.)

Nicati. — Bullet. et Mém. de la Soc. de Chir. de Paris, 1881.

— Traitement du glaucome par la scléro-iritomie (Associat. pour l'avancem. des Sciences, session de Marseille, sept. 1891. Ann. d'ocul., 1893, t. CX, p. 189.)

Nicati. — Note sur une nouvelle opération du glaucome et nouvelle sclériritomie. (Rev. gén. d'Opht. 1894, t. 13, p. 8).

Pagenstecher. — De l'iridectomie. (Ann. Ocul. 1866t. XXXX, p. 179.

— Du glaucome. (Ann. d'Oculistique, t. LXXX. p. 74).

Pamard. — Du glaucome (Thèse, Paris 1861).

Panas. — (Société de chirurgie de Paris, 1865).

— Congrès périodique international de Londres 1881.

— Société fr. d'Opht., février 1883.

— Irido-sclérotomie. (Arch. d'Opht. 1884, p. 481).

— Traité des maladies des yeux (1894).

— Rapport sur le Mémoire de Jonnesco. Résection du sympathique cervical dans le traitement du glaucome. (Archives d'Ophtalmologie 1898, t. XVIII, p. 448).

Panas et Rochon-Duvigneaud. — Recherches anatomiques et cliniques dans le glaucome et les néoplasmes intra-oculaires. Paris 1898.

Parinaud. — Le glaucome. Sa nature. Son traitement. (Gaz. Méd. de Paris, mars 1882).

— De la sclérectomie dans le glaucome. (Soc. fr. d'Opht. 1894, p. 77, 1895, p. 333).

— Traitement du glaucome par la paracentèse scléroticale. (Soc. fr. d'Opht. 3e Congrès. Annuel. Paris 1885).

— La sclérotomie postérieure et la sclérectomie dans le glaucome. (Soc. fr. d'Opht. Mai 1895).

Pergens. — La saignée et la révulsion en oculistique. (Soc. Belge d'Ophtalm. 27 nov. 1898).

Pflüger. — Traitement du glaucome. (Ann. d'Ocul. 1883, t. LX, p. 60)
Glaucome (Opérations modernes). (Archivio de Ottalmologia
1894, Ann. I, vol. I, fasc. 7).

— Glaucome (Opérations modernes) (Arch. d'Ophtalmologie, 1896.
vol. I, fasc. 10).

Pomier. — Etude sur l'iridectomie. (Applications et procédé opératoire
Paris. 1870).

Priestley Smith. — Du glaucome et son traitement. (Ann. d'Ocul.
1888, t. C, p. 63).

— Glaucome (Ponction sclérale). (Congrès d'Edimbourg. août
1894).

Quaglino. — Glaucome traité par l'iridectomie.(Ann. d'Ocul. 1862,
t. XLVII, p. 274).

— Glaucome et iridectomie. (Ann. d'Ocul. 1867, t. LVII, p. 250).

— L'iridectomia si indispensabile per ottenere la guarizione del
glaucoma, (Annali de Ottalmologia 1871).

Mme Ribard. — Du drainage de l'œil dans les différentes affections oculaires et particulièrement dans le décollement de la rétine. (Th.
Paris, 1876, Nº 413).

Ricci. — Parallèle entre la section du muscle ciliaire et l'iridectomie
dans le glaucome. (Dubl. méd. journ., février, pag. 62).

Richey. — Traitement du glaucome. (Soc. Amér. d'opht., juillet
1896).

A. Robertson. — Trépanation de la sclérotique dans le glaucome. (Ann.
d'oculistique, 1876, t. LXXVI, pag. 161).

Rochon-Duvigneaud. — Traitement du glaucome. (Gaz. des hôpit. 8
et 22 juin 1895).

Rogman. — Quelques considérations sur l'opportunité de l'intervention
opératoire dans le traitement du glaucome chronique simple.
(Belgique médicale 1898, Nº 45).

Romano. — Contribution au traitement du glaucome par l'incision de
l'angle irien (Archiveo de Ottalmologia. Août 1893).

Rosebrugh. — Iridectomie et section du muscle ciliaire dans le glaucome.
(Ann. med. Times, juillet 1864).

Roulleau. — Contribution au traitement du glaucome chronique simple: sclérotomie suivie de malaxation ; iridectomie périphérique
partielle. (Th. Paris, juillet 1898).

Sallini. — Opérations pour le glaucome. (Ann. di Ottalm. Milano,
1878).

SCHNABEL. — Contribution à la doctrine du glaucome. (Archiv. f. Augen. u. Ohrenheilk. (1879. V. II. I pag. 99, 143).

SCHŒLER. — De la sclérotomie. Expériences contraires à l'idée d'une filtration possible par les cicatrices de la sclérotique. (Berlin. Klin. Woch, 5 sep. 1881, Nᵒ 36, Congrès de Londres 1882).

W. SCHŒN. — Glaucome. Ses formes différentes. Son traitement. (Ann. d'ocul., 1896, tom. CXVI, pag. 161).

SCHWEIGGER. — Du glaucome. (Arch. of. Ophtalmology, 1892, vol. XX, Nᵒ 4).

DE SCHWEINITZ. — Du glaucome chronique. Traitement. (Soc. méd. américaine, Washington. Mai 1891).

SERRES (d'Alais). — De la section de la tumeur de la choroïde. (Bullet. de thérap., 30 nov. et Gaz. des hôpitaux, Nᵒ 31, 1864).

SGROSSO. — Contribution au traitement du glaucome par l'incision de l'angle iridien. (Société italienne d'ophtalmologie, 26-29 avril 1895. Ann. d'oculistique, 1895, tom. CXIV, p. 291).

— Traitement du glaucome par incision de l'angle irien. (Soc. ital. d'oph. Venise, août 1895).

SILDER-HUGUENIN. — Les suites éloignées du glaucome. (Beiträge zur Augenheilk., 1898. Nᵒ 32).

A. SIMI. — Ponction de la sclérotique dans le glaucome. Contribution à l'étude de l'ophtalmotomie postérieure. (Bullet. d'ocul. de Florence, 1887).

SNEGUIREW. — Valeur thérapeutique du massage vibratoire dans les maladies des yeux. (Westnik ophtalmologuii. Janv. et fév. 1898. En Russe).

SNELLEN. — Du glaucome et son traitement. (Ann. d'ocul. 1888, tom. C, p. 65).

— Les myotiques et la sclérotomie dans le glaucome. (Ann. d'ocul., 1888, tom. C, pag. 179).

SOUS. — Glaucome. Incision péri-orbitaire. (Soc. de méd. et chir. de Bordeaux, Avril 1893).

SPALLITA. — Archivio de ottalmologia, 1896, vol. II.

A. W. STIRLING. — Du glaucome, de ses variétés, de la pathogénie et de son traitement. (J. Parker, St-Louis, Etats-Unis, 1898).

SULZER. — L'Iridectomie dans le glaucome primitif. (Thèze Zurich 1882).

TAILOR. — Sull'incisione del tessuto dell'angolo iridio. Roma, 1894.

— Lavori della clinica oculistica di Napoli. Vol. IV, fasc. III. Mars 1896.

Tavignot.—Propositions sur la nature et le traitement du glaucome. (Ann. ocul. 1846. t. 15, pag. 112).

Terson.—De la sclérotomie dans le glauco me et dans quelques autres affections oculaires. (Rev. méd. de Toulouse. 1879, XIII, 113).

— Scléro-iridectomie. (Bullet. et mém. de la Soc. fr. d'opht. 1885 pap. 521.

Testelin. — De l'iridectomie appliquée au glaucome. (Ann. d'ocul. 1864 t. 51, pag. 141).

L. Thomas. — De l'iridectomie dans le glaucome. Tours, 1872. Ladevèze.

J. Thomas. — Essai sur le pronostic du glaucome primitif. (Thèse Paris 1896-97),

Treacher Collins. — Du traitement opératoire du glaucome. (Opht. Hosp. Reg. 1891, pag. 166).

Trousseau. — De l'élongation du nerf nasal externe dans le traitement du glaucome. (Thèse Paris, avril 1883).

Truc. — Sympathie glaucomateuse. Influence de l'énucléation et de la névrotomie optico-ciliaire d'un œil à glaucome sur l'autre œil à glaucome irritatif. (Soc. fr. d'opht. 4. 7, mai 1895).

Truc et Valude. — Nouveaux éléments d'ophtalmologie (1896).

Vacher. — La sclérotomie équatoriale dans le glaucome (Congrés d'opht. de Paris: 1887).

Valude et Duclos. — Du débridement de l'angle iridien. (Annales d'oculistique. Février, avril 1898, t. 119).

Van den Bergh. — Glaucome. (La Clinique, 14 août 1890).

De Vincentiis. — Contribution à la thérapeutique du glaucome. (Archivio de ottalmologia, vol. 1er fascicul. 1-2, 1893).

— Mécanisme de l'action de l'iridectomie dans le glaucome. (Revue générale d'opht. Nov. 1894, pag. 481).

— Société d'ophtalmologie de Venise. Discussion académique du 27 août 1895.

— Sulla cosidetta « Sclérotomie interne ». (Lavori della clinica oculistica di Napoli. vol. IV. fasc. III, mars 1896, p. 231)·

Vose Salomon. — De l'incision du muscle ciliaire. (Med. Times and Gaz 19 et 26 janvier, 9 février, 2 et 30 mars 1861).

— De la valeur de l'incision du muscle ciliaire. (Med. times and gaz. 18 janv. 1862).

— Opérations pour diminuer la tension de l'œil. Glaucome. (Brit. med. Journ. 23 janvier. 10 et 17 septembre 1864).

WAGNER. — Arch. für opht. 1865. t. XII, 2. pag. 1.

WAGNER. — Traitement opératoire du glaucome. (Congrès d'opht. de Moscou, août 1897).

WALKER. — Glaucome chronique (procédé pour diminuer la tension. (Congrès d'Edimbourg, 1894).

WALTER. — Annales d'oculistique, t. LXXXIII, p. 288.

— Etiologie et traitement du glaucome. (Klin. Monatsblätter Augenheilkunde, janv.-mai 1895).

WARLOMONT et TESTELIN. — Du glaucome. (Ann. d'ocul., t. LV, p. 193).

WARNATZ. — Glaucome. Symptômes. Marche. Terminaisons (Ann. ocul., 1884, t. XI, p. 109).

S. WATSON. — Deux cas de glaucome traités par la sclérotomie sous-conjonctivale. (The Lancet, 6 mai 1876, I, p. 673).

— Glaucome : comparaison entre les divers modes de traitement : iridectomie, sclérotomie, trépanation de la cornée, section des muscles ciliaires. (Med. Times an Gazette 1879, vol. I, p. 114).

WEBER. — De la cause du glaucome. (Annales d'ocul., t. LXXIX, page 161).

DE WECKER. — Congrès d'Heidelberg (1869-1871).

— Etiologie et traitement du glaucome. (Annales d'ocul., t. LXXIX, p. 141).

— Glaucome et drainage oculaire. (Archiv. für opht. 1878, vol. XXII-IV, p. 209).

— Des opérations contre le glaucome. (Ann. d'ocul. 1881, t. LXXXVI, p. 89).

— De la sclérotomie dans l'opération du glaucome. (Klin. Monatsbl. 1881, p. 307 ; Annali de Ottalmologia 1881, p. 392).

— Quaglino et sa sclérotomie. (Ann. d'ocul., mai 1894).

— Sclérotomie simple et combinée. (Ann. d'ocul., oct. 1894, t. CXII).

— Le faux glaucome. (Ann. d'ocul. 1896, t. CXVI, p. 249).

— Quelle est la théorie nerveuse ou obstructionniste qui s'adapte le mieux aux observations cliniques du glaucome? (Ann. d'ocul., mai 1899, p. 321).

DE WECKER et LANDOLT. — Traité complet d'ophtalmologie 1880.

WICHERKIEWICZ. — Etiologie et traitement du glaucome. (Klin. Monatsb. für Augenheilk., mai 1896).

WIEGMANN. — Un nouvel instrument pour la sclérotomie. (Klin. Monatsbl., août 1897, p. 277).

Windsor. — 13 cas de glaucome traités par l'iridectomie. (Ann. d'ocul., t. LIX, p. 84).

Zeutmayer et Poªey.— Glaucome chronique. (Archiv. ofophi. Vol. XXIV, nº 3, 1895).

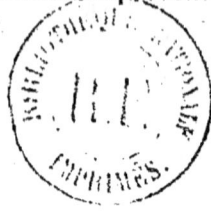

———

TABLE DES MATIÈRES

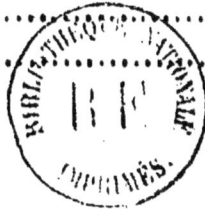

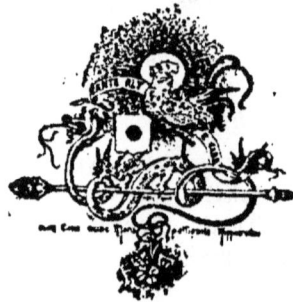

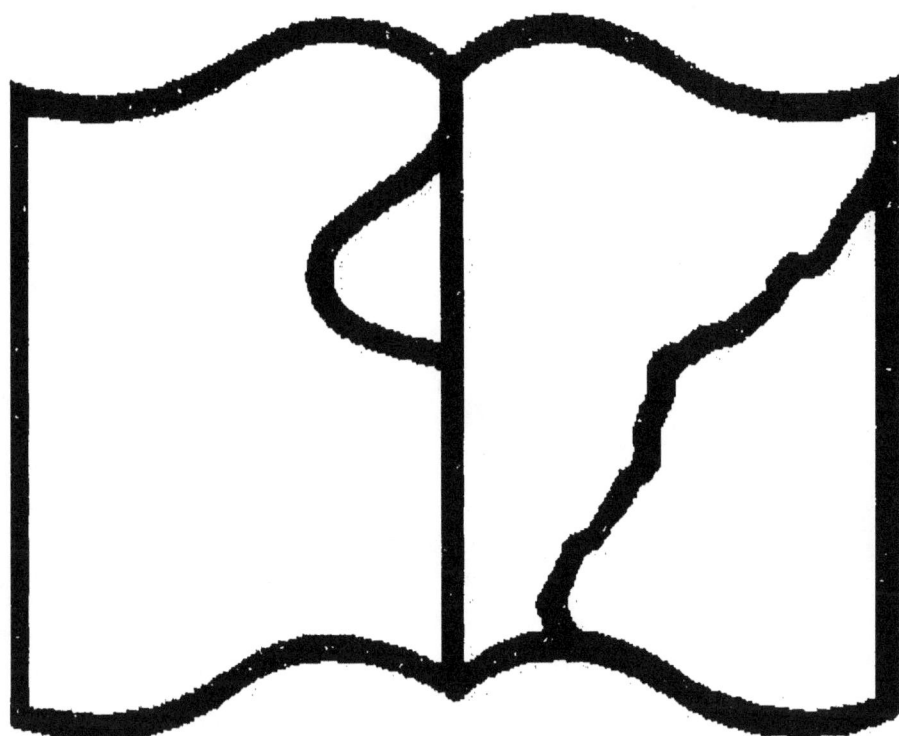

Texte détérioré - reliure défectueuse

NF Z 43-120-11

www.ingramcontent.com/pod-product-compliance
Lightning Source LLC
Chambersburg PA
CBHW071500200326
41519CB00019B/5821